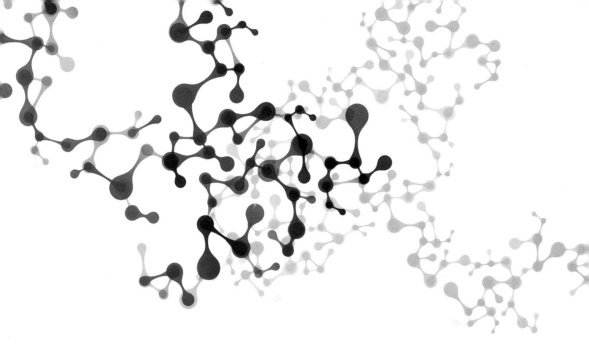

精准医学导论

INTRODUCTION TO
PRECISION MEDICINE

吴 松 主编

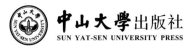

·广州·

版权所有　翻印必究

图书在版编目（CIP）数据

精准医学导论/吴松主编．—广州：中山大学出版社，2015.11
ISBN 978-7-306-05512-5

Ⅰ．精… Ⅱ．吴… Ⅲ．①医疗保健—服务方式—中国 Ⅳ．① R199.2

中国版本图书馆 CIP 数据核字（2015）第 262128 号

出 版 人：徐　劲
策划编辑：鲁佳慧
责任编辑：鲁佳慧
封面设计：曾　斌
责任校对：杨文泉
责任技编：黄少伟
出版发行：中山大学出版社
电　　话：编辑部 020 - 84110283，84111996，84111997，84113349
　　　　　发行部 020 - 84111998，84111981，84111160
地　　址：广州市新港西路 135 号
邮　　编：510275　传真：020 - 84036565
网　　址：http://www.zsup.com.cn　E - mail：zdcbs@ mail.sysu.edu.cn
印 刷 者：佛山市浩文彩色印刷有限公司
规　　格：787mm×1092mm　1/16　6.75 印张　150 千字
版次印次：2015 年 11 月第 1 版　2017 年 3 月第 2 次印刷
定　　价：38.00 元

如发现本书因印装质量影响阅读，请与出版社发行部联系调换。

本书编委会

主编： 吴　松

编委： 吴　松（深圳大学附属罗湖医院）
　　　　黄建东（香港大学）
　　　　蔡志明（深圳大学附属第一医院）
　　　　侯　勇（华大基因研究院）
　　　　苏泽轩（暨南大学附属第一医院）
　　　　王　峰（中山大学附属肿瘤医院）
　　　　白雪莉（浙江大学附属第二医院）
　　　　孙喜琢（深圳大学附属罗湖医院）
　　　　温星桥（中山大学附属第三医院）
　　　　刘志华（中国科学院深圳先进技术研究院）
　　　　王志平（兰州大学附属第二医院）
　　　　王　伟（首都医科大学附属北京同仁医院）
　　　　张宏冰（北京协和医院）
　　　　李克深（暨南大学附属第一医院）
　　　　郭永超（中国科学院）
　　　　陈　俊（中山大学附属第三医院）
　　　　郭晓强（深圳大学附属第一医院）
　　　　贺建奎（南方科技大学）

秘书： 王书鹏（安徽医科大学）

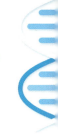

Precision Medicine Preface

Healing has always involved a personal interaction between the physician and the patient. The doctors' skill, experience and observations have been used to provide an individualized treatment in al forms of medicine that we know of. But today we have access to unprecedented amount and detail of data on patients' disease and genetic background, leading to the idea that we can provide much more precise treatments to individuals, Precision Medicine.

Understanding the molecular basis of disease has always been a cornerstone of effective treatment. The identification of infectious agents has led to the development of vaccines, antibiotics and anti-parasite medications. The characterization of ABO blood groups and in vitro tests allowed blood transfusions to be safely performed. Recognition of genetic disease, the structure of DNA and DNA cloning allowed genetic diagnosis, testing and prevention. And the identification of specific mutations and alterations in tumor cells has allowed the development of targeted therapies.

However, most therapies are equally applied to all patients with little regard to the genetic background of the individual or unique genetic characteristics of the patients' disease. In cancer we now recognize that every tumor is genetically different, and within a tumor are populations of cells that can rapidly evolve and change. Some patients respond very well to a therapy or are cured, and some patients have severe side effects from specific medicines. By using new genomic technology we can increasingly be more precise about which therapy will best suit each individual patient.

Some Milestones Leading to Precision Medicine

1796—Edward Jenner formally tests cowpox as a vaccine against smallpox. Founder of the field of immunology and vaccination.

1857—Louis Pasteur develops the germ theory of disease leading to prevention of bacterial infections.

1900—Karl Landsteiner and Jan Jansky independently discover the ABO blood group system leading to effective blood transfusion.

1902—Sir Archibald Edward Garrod-Identification of Alkaptonuria as a genetic error of metabolism Develoment of the field of inborm errors of metabolism.

1928—Sir Alexander Fleming identifies Penicillin and founds the field of antibiotics.

1941—George Beadle and Edward Tatum present the one gene one enzyme hypothesis leading to the identification of genes for genetic disease.

1949—Linus Pauling and coworkers describe Sickle cell anemia as a molecular disease.

1953—Rosalind Franklin and coworkers publish X-ray images of DNA crystals, James Watson and Francis Crick solve the structure of DNA.

1976—Allan Maxam and Walter Gilbert describe chemical method of DNA sequencing.

1977—Frederick Sanger describes enzymatic DNA sequencing method.

1989—Cloning of the gene for cystic fibrosis.

2001—FDA approval of Gleevec, targeted therapy to chronic myelogenous leukemia.

2003—First draft of the human genome completed by the Human Genome Project and Celera Genomics.

2015—Announcement of President Obama of US Precision Medicine Initiative.

In 2015 President Obama announced the Unite States Precision Medicine Initiative with the goals of further improving cancer diagnosis and care, building a large cohort to study the genetics of health, further guaranteeing patient privacy, improving the approval process of targeted medications and fostering academic and private partnerships. This announcement has excited scientist and physicians around the world to make this an international effort to improve the health care of the world.

To achieve more precision in medicine we need to have highly integrated databases with clinical histories, lifestyle factors like diet and exercise, anthropomorphic measurements over time such as height and weight, as well as the patients' genome sequence. With this information, and the data for medications, therapies and outcome, one can begin to more precisely understand a response that a patient is likely to have and to build the information base needed for more effective therapy.

However, we increasingly recognize that the human body responds in very complex ways to the environment, disease and therapy. The human body is host to a huge constellation of bacteria and other organisms, mostly in the gut, but also on all surfaces. How this microbiome effects our health is only being now investigated. Cells and tissues undergo complex alterations in DNA methylation of genes, as well as modification of chromatin structure, regulating genes on a cell-to-cell basis over time.

Understanding the regulation of the epigenome will require intensive study. Nearly all diseases involve some interaction with the immune system. Immune response to specific antigens and/or inflammation are increasingly recognized as aspects of nearly all disease processes. All individuals have unique immune systems that change over the person's lifetime, and the development of immune modulatory drugs is one of the most rapidly developing areas of medicine.

These are exciting times in the development of precision medicine. This is one of the greatest challenges of human society and the future will bring many challenges and advances that will lead to improved human health in China and the world. This book gives an overview of the relevant knowledge on precision medicine with the hope that global researchers can contribute their own efforts to realizeprecision medicine in clinical practice.

Michael Dean, PhD
National Cancer Institute

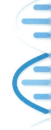

序

  2015年1月20日，在美国政府一年一度的总统国情咨文会场，人们被摆放在讲台左侧的一个精致的彩色双螺旋模型所吸引。在人们惊喜之余，精准医学这一概念被奥巴马总统推上了时代的舞台，尽管"精准"一词并不是医学的专用语。

  在中国，随着社会以及经济的发展，人们不断刷新自己的健康观念，加之互联网的普及，人们对个性化信息和精确化医疗的需求不断增强。中国医学、科学界看到了精准医学的根据性，在医学的科学内涵的广阔前景——根据我国的具体情况，设计我们自己的精准医学，推动了精准医学在中国的本土化。

  目前，精准医学是以基因组学的理念——DNA双螺旋作为象征，以基因测序作为主导。我们欣喜地看到，肠道微生物宏基因组、单细胞测序、产前诊断等相关技术的推进，加快了精准医学的发展。如何将精准医学实实在在地为大众服务仍是一个迫切的任务。就趋势而言，精准医学临床应用的关键在于基因检测，辅以细胞治疗，以及精准外科手术。基因检测通过血液、尿液或细胞等进行全基因组或者全外显子组测序，评估患病风险，分析疾病的预后，评估用药疗效。细胞治疗能够在细胞水平进行个体化的治疗，尤其是对部分晚期肿瘤患者起到显著的治疗效果。

  可以相信，在测序技术的推动下，精准医学的相关成果将逐步进入人们的日常生活。精准医学将来必将成为个人医保的重要组成部分。

  吴松与编写本书的人员都是来自医学科研一线的青年骨干，

他们站在时代的前沿，结合自己多年积累的实践经验，编写了《精准医学导论》。我相信这本书会为读者打开一扇深入了解精准医学的窗户。本书介绍了精准医学的概念、研究成果以及发展趋势，包括精准医学在肿瘤、慢性病、遗传病等方面治疗的相关知识。希望本书能帮助想了解精准医学的读者、对科学传播和科学普及有兴趣的读者，帮助你们得到更多的感悟和启迪。

中国科学院院士　杨焕明

2015.9.28

前　　言

自2015年美国总统奥巴马在国情咨文中提出精准医学计划，精准医学火遍全球。随着科学技术的不断进步，民众的健康观念不断增强，精准医学以其独一无二的治疗模式逐渐受到人们的青睐。在第二、第三代测序技术的推动下，精准医学的相关成果已开始走入人们的日常生活中，人类必将从中受益良多。

2015年3月，深圳市罗湖医院集团孙喜琢老师首次提出精准医学目前没有专业科普图书，萌生出版一本《精准医学导论》的专业科普图书的想法，向大家介绍精准医学的概念、研究成果以及发展趋势。精准医学是指以个人基因组信息为基础，结合蛋白质组、代谢组等相关内环境信息，为患者量身设计最佳治疗方案，力求达到效果最大化及副作用最小化。未来5年内，我国将有望重点开展恶性肿瘤、遗传病、代谢病的精准防治治疗。这种个体化的医疗模式必然会逐渐发展，成为我国乃至世界医疗事业的主导方向。

在这里，感谢一批年轻医生及科研工作者付出的辛勤劳动，使本书的编写工作得到了积极的推进，包括张蒙、谭秀秀、谢丽娟、方露、熊虎、葛玉坤、黄展森、李浩、陆伟、潘宏信、吴高慧、吴训、汪翔、王书鹏、王永强、万胜青等。同时，也向我们的科研合伙人致以诚挚的谢意。感谢杨焕明院士以及NCI人类基因组负责人Michael Dean教授为本书所写的序言。在学术的道路上，蔡志明教授、杨焕明院士及Michael Dean教授是我的学术引路人，感谢他们的帮助与指导。

在本书的出版中，本人对中山大学出版社的帮助与支持表示由衷的谢意。另外，由于编写人员水平所限，书中可能会存在一些疏漏，恳请各位同行与读者多加指正。

吴松

2015. 9. 28

目 录

第 1 章　精准医学概述 …………………………………………………… 1
　1.1　精准医学的基本概念 ………………………………………………… 1
　1.2　精准医学与个体化医疗的区别与联系 ……………………………… 2
　1.3　精准医学与转化医学的区别与联系 ………………………………… 3
第 2 章　精准医学的背景与发展趋势 …………………………………… 5
　2.1　精准医学的国内外政策背景 ………………………………………… 5
　2.2　精准医学的技术基础与发展趋势 …………………………………… 6
第 3 章　精准医学与肿瘤 ………………………………………………… 11
　3.1　肿瘤精准医学的背景 ………………………………………………… 11
　3.2　胶质瘤的精准医学 …………………………………………………… 13
　3.3　胰腺癌的精准医学 …………………………………………………… 17
　3.4　肺癌的精准医学 ……………………………………………………… 22
　3.5　乳腺癌的精准医学 …………………………………………………… 26
　3.6　肾细胞癌的精准医学 ………………………………………………… 28
第 4 章　精准医学与慢性病 ……………………………………………… 34
　4.1　慢性疾病的背景 ……………………………………………………… 34
　4.2　高血压病的精准医学 ………………………………………………… 36
　4.3　糖尿病的精准医学 …………………………………………………… 39
　4.4　冠心病的精准医学 …………………………………………………… 42
　4.5　精神障碍疾病的精准医学 …………………………………………… 45
第 5 章　精准医学与遗传病 ……………………………………………… 52
　5.1　遗传病的背景 ………………………………………………………… 52
　5.2　遗传病的分类 ………………………………………………………… 53
　5.3　遗传病的诊断 ………………………………………………………… 53
　5.4　精准医学在遗传病中的临床应用 …………………………………… 58

5.5 遗传病的治疗 …………………………………………………… 60
第6章　精准医学与药物基因组学 ………………………………… 63
　6.1 药物基因组学的背景 …………………………………………… 63
　6.2 药物基因组学与精准医学 ……………………………………… 64
　6.3 药物基因组学在精准医学中的应用 …………………………… 66
　6.4 药物基因组学对药物发展的影响 ……………………………… 81
第7章　精准医学伦理 ……………………………………………… 88
　7.1 精准医学的伦理概述 …………………………………………… 88
　7.2 精准医学中的隐私权问题 ……………………………………… 89
　7.3 精准医学中的知情权问题 ……………………………………… 89
　7.4 精准医学中的基本医疗权问题 ………………………………… 90
　7.5 精准医学的其他伦理问题 ……………………………………… 91
后记 …………………………………………………………………… 93

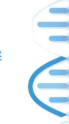

第 1 章　精准医学概述

1.1　精准医学的基本概念

Precision medicine is an emerging approach for disease prevention and treatment that takes into account people's individual variations in genes, environment, and lifestyle. The Precision Medicine Initiative will generate the scientific evidence needed to move the concept of precision medicine into clinical practice.

——NIH（美国国立卫生研究院）

上述为美国国立卫生研究院（NIH）对精准医学的解读。精准医学是一门将个人基因特征、生存环境以及个体生活习惯等纳入考虑而进行疾病诊断以及治疗的医学。在 2015 年的美国国情咨文演讲中，美国总统奥巴马谈到两点：一是人类基因组计划（human genome project）已经取得显著成果；二是即将启动一项新的计划——精准医学计划（precision medicine initiative），这个计划将会推动精准医学向临床实践的方向发展。精准医学计划的启动主要是源于近年来人类基因测序数据的海量生成、生物信息分析技术的不断发展进步、大数据研究技术的陆续出现。从某种意义上说，精准医学是人类基因组计划的延伸，并且将对医学的发展产生深远的影响。在美国国情咨文中，奥巴马总统公布的精准医学计划里对精准医学的解释，是根据患者独一无二的基因和其他个性化条件来定制治疗方案的医疗策略。人类基因组计划报告起草人之一、美国白宫科学技术办公室科学部副主任、华盛顿大学教授乔汉德尔斯曼认为精准医学是"一种考虑个体所具有的独特基因、环境和生活方式、个体差异等条件并根据具体条件实施的用以促进健康和治疗疾病的新兴医疗策略"。而医学的个性化是未来医学的必然走向，它是根据来自不同水平判断所得到的信息汇总综合并进行正确运用的精准医学的一部分。

由目前提出的精准医学所衍生出的概念来看，未来的医药模式也将实行精准化，即针对个人具体特征制定药物模式。精准医学为精准用药、定向用药和有效用药提供了更深层面的依据。

事实上，我们早已在实践精准医学，但却没有具体提出这一概念。早在很多年前，人类在治疗肿瘤的过程中，就已经运用了精准医学，例如：选择癌症的靶向药物、制定个性化的治疗手段；使用曲妥珠单抗来治疗HER2 基因过度表达的乳腺癌就是一个典型的代表。

精准医学可以理解为一种新的医学模式或医疗策略，伴随着移动健康检测产品的出现以及大数据分析能力的飞速提高，精准医学将会成为一个趋势，它可以实现为医疗服务的定制化解决方案。

1.2　精准医学与个体化医疗的区别与联系

个体化医疗通常是指根据患者的个体化体征为其制定个体化的医疗方案。但这并不是说对每个患者去创造独特的药物或医疗设备，而是通过患者的患病情况和对不同治疗的反应不同，来将患者分成不同的亚群，每一亚群内患者具有相似的某些特征。对于不同的亚群患者，应采取能使他们最大受益、副作用最小和花费最少的治疗方案或预防措施。

"个体化医疗"这一概念曾被广泛应用，甚至出现在很多商业广告中。但是很多人过分强调个体化，将其误解为针对不同患者需要制定完全不同于他人的治疗方案。如今，我们用"精准医学"的概念来重新诠释，并定义为：根据每个患者的个体化特征来制定治疗方案。但这并不是针对每个患者去创造独特的药物或医疗设备，而是通过患者的患病情况、生物学特征、对不同治疗的反应不同和对预后的判断，将患者分成不同的亚群，每一亚群内患者具有相似的某些特征。针对不同的亚群患者，应采取能使他们最大受益、副作用最小和花费最少的治疗方案或预防措施。

"精准医学"的概念与"个体化医疗"相似，但又有所不同。精准医学更强调精准，即精确性和准确性。精确性即通过各种科学的检测方法所得的结果应尽可能地接近于其真实值，例如精确到毫米即比厘米要精确得多。而准确性即在同一条件下多次检测的结果应该完全相同或具有较小的波动性，即具有可重复性。而个体化医疗容易让人误解而造成过分强调个体化。

由"个体化医疗"到"精准医学"的概念的跨越并不是偶然的。人体的生理学比世界上任何一种机器都要复杂得多。基因决定了一个人除了同卵双生的同胞之外，与世界上任何一个人都不同，基因的差异也决定了每个人的生理学特征。目前所知的由基因造成的个体间生物学特征的差异已经超过了上万种，而这个数字还在随着人类对基因的认识而增加。不同个体的基因差异应该列入制定诊治方案时的考虑因素。但早些年基因检测的费用较高，普通人难以接受，限制了其推广，也阻碍了精准医学理念的诞生。在2005年，要完成一个人的基因组检测要花费30亿美元，到2007年就降至100万美元，到2013年花费降至2.5万美元，2015年后成本有可能低于1 000美元。可见技术的更迭、科学的进步使第二代测序费用逐年下降，精准医学终于成为触手可及的现实。

1.3 精准医学与转化医学的区别与联系

精准医学与转化医学有着相近却不相同的关系。转化医学是一门综合性学科，强调在临床工作中发现存在的问题，随后将这些临床医学问题转化为基础医学问题来进行深入的研究，最后将研究成果应用于临床，这样就能够将基础研究与临床实践两者有机地结合起来，从而以此种方法来提高总体医疗水准。

"转化医学"在一定程度上是迫于社会的压力而提出的概念。这些压力来源于政府下拨了巨额的研究经费来研究新的医学技术、发表大量的研究论文，然而民众的健康水平却并没有因此而得到相应的提高。为了让民众的健康水平真正地得到提高，"转化医学"的概念因而被提了出来。转化医学的主要目的是打破存在于基础医学与临床医学之间的鸿沟。从实验室进入病房，转化医学旨在把基础研究所得到的知识、成果快速应用于临床实践和公共卫生事业。

转化医学在过去几年里是一个很热门的概念，如今，精准医学的概念持续地升温。那么，转化医学和精准医学之间究竟存在着什么样的区别与联系呢？也许转化医学像是一个抽象的口号，而精准医学则更强调具体医疗策略。有专家认为：精准医学并非全新的概念，而是对现有概念的组合与叠加，使其具有更加广泛的内涵，从而对"转化医学""精准医学""个性化医疗"这三个概念进行更加综合、深刻、全面的理解。这三个概念并不是完全独立的，恰恰相反，它们之间是紧密相关的。或许我们可以认为精准医学、个性化医疗都是转化医学的实践表现。

然而，现在的医学模式该如何向精准医学过渡？众所周知，我们在临床诊疗方案的决策过程中，过去是按照群体医学的模式进行思考，给一群人使用同样治疗方案，后来就逐渐演变为分类治疗，在此之后随着患者的期望和要求越来越高，我们就需要做出相应的精准的治疗决策。例如，对于某种疾病我们有多线诊疗方案，通常在第一线治疗失败之后启用第二线治疗，再接着使用第三线方案，问题是往往很多患者仅仅只对第三线的方案敏感，这样既伤害了病患的身体也浪费了医疗资源。如今，随着医学技术的发展，尤其是基因组学技术的发展，使精准医学成为可能。例如，在药物基因组学领域，通过基因技术找到相应的药物靶点，选择特异性的药物，可以获得确切的疗效。

值得注意的是，当前大数据的发展异常迅猛，除了基因、蛋白等分子水平的数据资料，也可以结合佩戴式、贴膜式等设备获取个人健康信息。这些数据将会形成可应用于精准医学的大数据个人健康档案，从而扩充目前的主要基于临床、生化及病理信息的常规健康档案，进而实现医疗策略的转变。

参考文献

[1] Collins F S, Varmus H. A new initiative on precision medicine [J]. New England Journal of Medicine, 2015, 372 (9).

[2] Mirnezami R, Nicholson J, Darzi A. Preparing for precision medicine [J]. New England Journal of Medicine, 2012, 366 (6): 489–491.

[3] Kurpinski K, Johnson T, Kumar S, et al. Mastering translational medicine: interdisciplinary education for a new generation [J]. Science Translational Medicine, 2014, 6 (218): 218fs2.

[4] Scott C T, Caulfield T, Borgelt E, et al. Personal medicine-the new banking crisis [J]. Nature biotechnology, 2012, 30 (2): 141–147.

[5] Fred H L. Time to care: personal medicine in the age of technology [J]. Texas Heart Institute, 2009, 36 (6): 631.

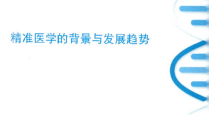

第 2 章　精准医学的背景与发展趋势

2.1　精准医学的国内外政策背景

在我国，精准医学的主要政策背景是：2014 年 3 月，卫生和计划生育委员会（以下简称"卫计委"）医政医管局发布《关于开展高通量基因测序技术临床应用试点单位申报工作的通知》（以下简称《通知》）。《通知》明确了申请试点的基因测序项目，如产前筛查和产前诊断、遗传病诊断、肿瘤诊断与治疗、植入前胚胎遗传学诊断等。2014 年 12 月 22 日，卫计委医政医管局发布第一批基因测序临床试点名单，如产前筛查和产前诊断、遗传病诊断、植入前胚胎遗传学诊断等。2015 年 3 月 27 日，卫计委医政医管局发布了第一批肿瘤诊断与治疗项目高通量基因测序技术临床试点单位名单。

2015 年 1 月 20 日，美国宣布了"精准医学计划"，该计划重点强调了四个要素（精确、准时、共享、个体化），美国总统奥巴马通过列举艾滋病患者的例子来诠释："医生通过对艾滋病患者的基因检测，认识到何种药物会对患者产生疗效，何种药物将会带来副作用。即使目前接受此种方法治疗产生显著效果的患者还不够多，但是这仅仅是一个开始，相信光明的未来就在眼前。"

奥巴马总统认为，个体化医学可以说是早期的精准医学的缩影。每个人拥有世上独一无二的基因，每个患者都是独特的，所以医生们要尽量做到选用最适合患者的治疗方案。这就像输血之前要进行血型匹配一样，精准医学所注重的也正是因人施救的医学模式。

不过，就卫计委发布的公告来看，卫计委目前并没有明确提出"精准医学"这一概念，更多的是使用了"高通量基因测序技术临床应用"这一称谓，但这仅仅是把精准医学定义为基因测序吗？精准医学的提出的确在很大程度上是由于基因测序技术的飞速发展而衍生出来，但是，肿瘤的免疫细胞疗法、个人健康大数据的采集等诸多先进技术也是精准医学值得关注的方面。

2.2 精准医学的技术基础与发展趋势

精准医学从某种意义上说,并不是一个全新的概念,如血型指导输血已经有100年以上的历史。但是现在提出"精准医学"这个概念,是因为大规模的生物数据,如人类基因测序、各种组学数据乃至移动健康技术,以及大规模数据的计算分析技术都有了飞速提高。

精准医学是一种全新的医疗策略,它旨在提高患者诊断、治疗的精准性,并且确切地分析病情预后,改善患者生活质量。精准医学当前侧重于疾病动态性特异标志物的检测、药物疗效的检测以及产前诊断等。例如,肿瘤的精准医学需要掌握肿瘤的基因组学、表观遗传学以及肿瘤患者临床、生化、病理、用药等方面的信息。癌症患者的药物靶向治疗就是精准医学在临床实践中的应用。肿瘤领域是近期提高精准医学影响力的明智选择。肿瘤方面的精准医学的关注点有:化疗药物抵抗、肿瘤基因异质性、肿瘤治疗反应监测和肿瘤复发风险预测。除了肿瘤,还可关注遗传代谢病、感染性疾病等方面的精准医学。精准医学要进行分析多维度生物信息,除了分子水平,甚至还包括分析行为学、社会心理学以及环境影响等方面的参数。(图2-1)

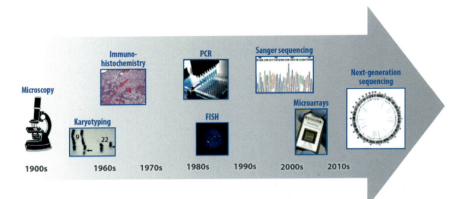

图2-1 生物技术的飞速发展

资料来源:Sameek R, Am. C. Translating genomics for precision cancer medicine[J]. Annu Rev Genomics Hum Genet, 2014 (15): 395-415.

整合患者的传统临床信息和大规模的组学信息是精准医学的又一个关键。目前有必要制定患者信息的管理系统、标准、分析系统。例如，将数字评分系统与肿瘤患者的基因图谱相关联，从而对病情进行监测。对临床医师而言，这将对了解导致疾病的分子机制、了解治疗的敏感性和预后等具有重要意义。然而，如何去建立一个能够被医生和患者所接受的标准化的、可靠的系统来将描述性的信息转换为数字化的模型是一项艰巨的、需要多方协作的任务。

目前，中国的精准医学主要围绕卫计委的一些临床应用试点来展开，但在注重"高通量基因测序技术临床应用"的同时也要关注美国提出的"精准医学"。

如同摩尔定律改变了计算机并进而影响了整个人类社会的生活一样，基因组学也必将彻底改变医学界的现状。它能够将低效率、实验性的医学很快转变成为由遗传数据驱动的高效率、实践性的医学。很快，诊断、预后、治疗，以及更为重要的预防都将根据个体的遗传信息及表型信息而发生巨大的变革。在分子生物学、生物信息学、大数据处理方面的投入将最终结出丰硕的果实。精准医学必定带来医疗的改革。

2.2.1　DNA 测序及相关高通量技术快速发展

DNA 测序即测定 DNA 分子中的核苷酸 4 种碱基（A/T/C/G）精确顺序的过程。单个基因、某个基因组区域、整条染色体或者整个基因组的碱基序列都可以用 DNA 测序技术进行测定。自 1977 年 Sanger 测序技术建立以来，DNA 测序技术便以惊人的速度向前发展，随后第二代测序技术与第三代测序技术原型相继出现。目前，测序技术正在往通量更高、成本更低的方向发展。

2.2.1.1　第一代 DNA 测序技术及其应用

早在 1954 年，Whitfeld 等人利用化学降解法测定了多聚 RNA 的序列。1977 年，Sanger、Gilbert 等人分别利用双脱氧核苷酸末端终止法和化学降解法等技术进行测序，这标志着第一代测序技术的正式诞生。

在经典 Sanger 测序技术起步发展的过程中，还相继发展完善形成了多种新型技术。例如焦磷酸测序技术，其与 Sanger 测序技术相比较，大大地提高了工作效率，测序成本也大大降低，奠定了第二代某些测序技术的基础。

相较于第二代和第三代测序技术，尽管第一代测序技术存在着成本高、通量相对低等缺点,但是第一代测序技术在生命与疾病健康的相关研究和应用领域中做出了无可取代的巨大贡献,也为后续测序技术的发展奠定了基础。

利用第一代测序技术所完成的人类基因组计划,为单基因疾病、多基因复杂疾病、肿瘤等的基因诊断、治疗等提供了重要的参考资料与科学依据。同时,还可以通过疾病易感基因的识别,对风险人群的生活方式进行相应的指导,从而有效预防或延缓相关疾病的发生。

2.2.1.2 第二代测序技术的发展及应用

相较于第一代测序技术的高成本、低通量等不足,第二代测序技术弥补了这些不足,提高了准确度,降低了测序成本且加快了测序速度等,这成为了第二代测序技术的显著优势。

第二代测序技术的发展使基因组学的研究有了新的技术手段与方法,也使临床复杂疾病的基因诊断和治疗成为了可能,给复杂疾病的患者带来了希望的曙光。目前,人类可以开展与人类各种疾病相关的全外显子测序、全基因组测序和转录组测序等测序方案,以实现快速准确定位致病基因的位点的目的。

采用全外显子测序技术进行相关基因测序,不仅可以拓展对遗传疾病的认识,更有助于对已知疾病仍未被认识的发病机制进行探索,从而进行新的治疗靶点的寻找,是具有突破性的技术。(图2-2)

2.2.1.3 第三代测序技术的展望

第三代测序技术在第二代测序技术的基础上诞生,它弥补了第二代测序技术的不足,并增大了自己的优势。因为第三代测序技术采用的是全新的测序技术——通过增加荧光的信号强度及提高仪器的灵敏

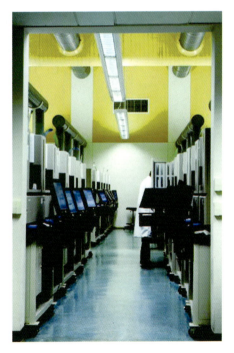

图2-2 第二代测序技术的兴起产生了海量的人类数据

资料来源:Schuster S C. Next-generation sequencing transforms today's biology[J]. Nature, 2007, 200 (8): 16-18.

性来进行测序,从而巧妙地避开了 PCR 扩增这一环节,进而解决了许多第一代、第二代测序技术存在的高错误率问题。(图 2-3)

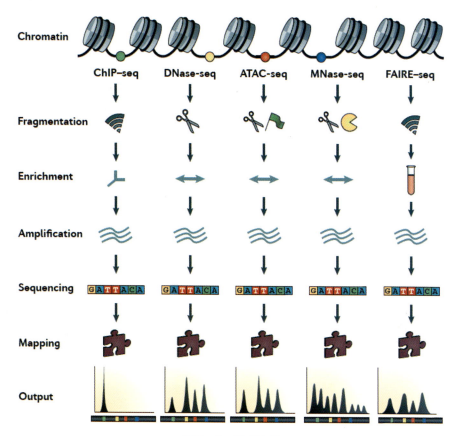

图 2-3 测序流程

资料来源:Meyer C A, Liu X S. Identifying and mitigating bias in next-generation sequencing methods for chromatin biology[J]. Nature Reviews Genetics,2014,15(11):709-721.

2.2.2 生物信息学理论与技术体系日渐成熟

生物信息学(bioinformatics)是近年来新兴的一门学科,它涵盖了生物学、计算机科学以及应用数学等学科的知识,通过对生物实验数据的处理来揭示数据所蕴含的真正的生物学意义,对数据的处理要运用到数学的数据获取、数据加工、数据存储、数据检索与分析,由此推动生物信息学向前发展。

从人类基因组计划发展而来的相关生物信息学涵盖的内容包括以下方面：

（1）序列片段的拼接。生物信息学在 Sanger 测序技术中的作用是在每个反应测序的长度大概只有 500 bp 的测序中为其提供自动而高速地拼接序列的算法。

（2）基因区域的预测。在序列拼接完成之后，生物信息学方法通过对基因结构的了解来完成基因预测，可能预测出完整的基因序列。

（3）基因功能预测。比较同源序列之后寻找蛋白质家族中的保守顺序，完成对蛋白质结构的预测。

（4）分子进化研究。分子序列对于基因组研究的进化是它的一个重要的研究方向。

（5）第二代测序技术进步促进生物信息学快速发展。第二代测序技术使观测基因复杂的调控系统成为可能，然而想要从一系列复杂而又庞大的数据中获得相应的数据信息和规律，完成对该体系的了解并不是一件容易的事情，我们需要解决一系列的生物信息学理论与方法问题。

参考文献

[1] Schuster S C. Next-generation sequencing transforms today's biology[J]. Nature，2007，200（8）：16 – 18.

[2] Sameek R，Am. C. Translating genomics for precision cancer medicine[J]. Annu Rev Genomics Hum Genet，2014，15：395 – 415.

[3] Su Z，Ning B，Fang H，et al. Next-generation sequencing and its applications in molecular diagnostics[J]. Expert Review of Molecular Diagnostics，2014，11（3）：333 – 343.

第3章　精准医学与肿瘤

3.1　肿瘤精准医学的背景

统计数据显示，全球每年新增癌症患者高达700万人，死于癌症的患者多达500万人。虽然高通量基因测序技术在不断更新换代，大部分肿瘤的遗传生物学机制也在逐渐明确，并且各种分子诊断标志物及靶向药物已经应用于临床实践，然而肿瘤的早期诊断诊治以及早期治疗依然困扰着人类健康。

传统肿瘤治疗方法可总结为"试错法"或"一刀切"。这样的治疗往往治疗费用高昂并且治疗不当时有发生，其中不乏相同的方案在某种情况下存在过度医疗，而在另外一种情况下却显得力度不足、毒副作用明显等。但精准医学的应用可能会提高治疗效率，例如给予最合适的靶向药物类型，或者提供最佳的联合治疗方案和合适的药物剂量，以此来减少药物毒副作用的发生，并且在取得最优治疗方案的同时将费用降至最低。（图3-1）

美国提出的"精准医学"强调的是准确、准时、共享、个体化。美国总统奥巴马曾举了艾滋病患者的例子：对这些患者进行基因水平测序，让医生知道新的药物会对哪些人有效，而对哪些人会产生副作用。然而这样受益的患者现在还不够多，但是会变得越来越多，相信未来就在眼前。奥巴马还认为"及时就是一切"，所有的医疗只有在最合适的时间治疗才是最合适的。除了要建立肿瘤早期诊断体系之外，更要加强疾病预防体系的建设，因为要保证生命健康不能仅仅依赖患病后的治疗。对于共享的解释则在于"使我们和我们的家人都更加健康"，另一层含义在于所有经过治疗的患者，应该参与其他人的精准医学过程，协助、完善这一设计，构建基因组数据和临床数据完美共享的数据库。

从靶向治疗到个体化医学，再到精准医学，皆源于科技的进步带来的医疗水平和科技水平的提升。精准医学认为每位患者是唯一的，每位患者的疾病也是唯一的，如此才能取得最佳疗效。事实上，国内的精准医学与美国的稍有区别，但目标是一样的，都是为了让患者在恰当的时间接受恰当的治疗，以实现安全有效、精准的医疗服务体系。

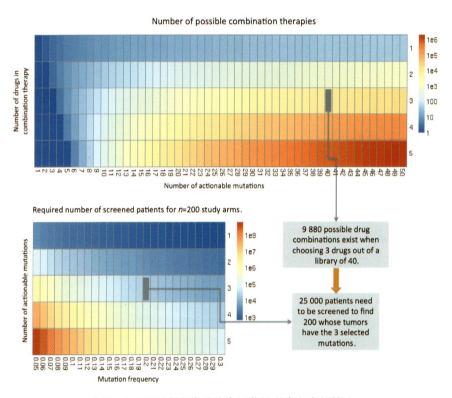

图 3-1 基因突变指导临床用药的联合方案的筛选

资料来源：Klauschen F，Andreeff M，Keilholz U，et al. The combinatorial complexity of cancer precision medicine[J]. Oncoscience，2014（1）：504-509.

同时，肿瘤精准医学的开展需要生物医药公司、研究机构、临床医生、临床护士和患者等的共同参与。研究机构负责标志物的筛选，包括用来区分无痛性和侵袭性肿瘤的预后标志物，用来评估治疗效果的疗效预测标志物，以及用来标记严重不良反应和最佳治疗药物的标志物等。生物制药公司需要积极配合研究机构推出诊断试剂盒等，同时加快靶向药物等的研制。临床医生需要负责临床治疗和患者随访，积极配合生物制药公司完成各期临床实验，临床护士需要配合医生对医院内患者的各项指标进行实时监测，而患者则需要及时向医生反馈治疗信息，及时返院配合治疗和随访等。（表3-1）

表 3-1 临床上常用的肿瘤标志物

Marker	Cancer
PAS	Prostate
AFP, HCG, LDH	NSGCT
LDH	Seminoma
MSI	CRC
CEA	CRC
uPA and PAI-1	Breast
Oncotype Dx	Breast
MammaPrint	Breast

资料来源:Duffy M J, Crown J. Precision treatment for cancer: role of prognostic and predictive markers[J]. Crit Rev Clin Lab Sci, 2014, 51 (1): 30-45.

总而言之，精准医学是在既往医学实践的基础上，结合现代科技手段，从更系统的角度来科学地认识人体的机制与疾病的机理，从而实现安全有效、精准的医疗服务。

参考文献

[1] Klauschen F, Andreeff M, Keilholz U, et al. The combinatorial complexity of cancer precision medicine[J]. Oncoscience, 2014 (1): 504-509.

[2] Duffy M J, Crown J. Precision treatment for cancer: role of prognostic and predictive markers[J]. Crit Rev Clin Lab Sci, 2014, 51 (1): 30-45.

[3] Klauschen F, Andreeff M, Keilholz U, et al. The combinatorial complexity of cancer precision medicine[J]. Oncoscience, 2014 (1): 504-509.

[4] Collins F S, Varmus H. A new initiative on precision medicine[J]. New England Journal of Medicine, 2015, 372 (9): 793-795

3.2 胶质瘤的精准医学

恶性胶质瘤是一种分型众多的脑组织恶性肿瘤，各种类型的恶性胶质瘤都是非常致命的，并且其对于治疗反应呈现出多样性。从参加临床实验调查患者的统计数据来看，患恶性胶质瘤后的存活期一般在 15 个月左右。基于人群的统计数据显示该存活期更短，由于患者的依从性差，使只有不到 10% 的患者能根据临床预期实验接受治疗。临床依从性差的原因是因为患者及其家属存在这样的偏见：在过去的几十年里尽管恶性胶质瘤发病机制及治疗方面已经做了大量的研究，但是依然没有提高患者的总生存率，仅仅是研发出了几种新的化疗药物及生物制剂。

仅凭目前的手术来治愈恶性胶质瘤是不可能的，虽然手术能切除肉眼可见的大部分病变，但是术后遗留的潜在病变仍然会快速增殖从而促使肿瘤的复发。因此，几乎所有的患者都将会出现术后残余病变的复发，通过尸检以及传统手术切除组织的连续活组织检查发现，肿瘤细胞可以扩散至远离影像学发现的病变区域。这种侵入性、浸润性的病变组织是复发乃至死亡的最终原因。

初诊胶质母细胞瘤的现行治疗标准是在 6 周放疗伴以每日替莫唑胺（TMZ）化疗后进行最大范围的安全切除，其中 TMZ 的化疗时间至少持续 6 个月，加入 TMZ 使仅接受放射疗法治疗的患者生存时间增加了 2.5 个月。尽管我们试图改善该疾病的预后，但胶质母细胞瘤的治疗效果仍然不尽如人意。近期有 3 项较大的针对此血管生成表型病的Ⅲ期临床随机对照试验研究结果发表，其中 2 项研究中使用了贝伐单抗，其作用是靶向血管内皮细胞生长因子 RTOG 0825 和 AVA。第 3 项研究则使用了西仑吉肽，整联抑制剂 CENTRIC。但这些试验中总生存与现行治疗标准相比均未有所改善。该肿瘤的复发很迅速，通常在初诊 6～9 个月内发生，如果所有治疗措施有效的话，也只能够推迟 4～6 个月复发。在首次或第 2 次复发时使用较成熟的细胞毒性剂和许多单一试剂进行分子靶向治疗后，一般 6 个月内无进展存活率为 20%。基于几项回顾性分析的非对照Ⅱ期临床试验，结果显示实验组呈现出较高的非进展反应率，因此美国食品药品监督管理局（FDA）批准加速贝伐单抗在首次或二次复发的恶性神经胶质瘤中的使用。此前，FDA 批准用于胶质母细胞瘤治疗的药物包括 TMZ 和亚硝基脲。在过去的几十年中使用的治疗策略都是由这种结合了潜在的"可操作分子靶"生物标志物驱动的，但是其临床应用的有效性尚未被证实。（表 3-2）

表 3-2　胶质瘤相关基因

OncoMap	DF/BWCC (n=86)	TCGA/BWCC (n=91)	Difference
Oncogenes			
IDH1	4.7%	5%	-0.3%
PIK3CA	3.5%	6.6%	-3.1%
PIK3R1	3.5%	9.9%	-6.4%
BRAF	2.3%	0.0%	2.3%
KRAS	1.2%	1.1%	0.1%
NRAS	0.0%	1.1%	-1.1%
Tumor Suppressor Genes			
TP53	5.8%	34.4%	-28.2%
PTEN	3.5%	31.9%	-28.4%
RB1	1.2%	9.9%	-8.7%

资料来源：Ramkissoon S H, Bi W L, Schumacher S E, et al. Clinical implementation of integrated whole-genome copy number and mutation profiling for glioblastoma [J]. Neuro Oncol, 2015, 17 (10): 1344-1355.

临床因素如年龄、体能状况、切除范围以及单个特异性分子的变化在某种程度上能预测治疗反应。统计发现约 30% 的胶质瘤有 O_6-甲基鸟嘌呤-DNA 甲基转移酶（MGMT）启动子甲基化，这些患者比 MGMT 启动子未甲基化的患者能更好地应对生活且活得更长久。不幸的是，当加用 TMZ 时 MGMT 未甲基化的肿瘤患者比 MGMT 甲基化的患者仅有约 1 个月的生存优势期。这种结果也反映了目前大多数分子临床试验仅使用单一的"一刀切"的靶向治疗方法，并没有考虑到不同患者存在的生物学差异。近年来更全面、深入且价廉的肿瘤组织分子谱已日益完善，患者有望能在个性化治疗中受益，但这一理念在恶性胶质瘤的治疗中还有待证明。就目前来说，精确成像的缺乏加上胶质瘤显著的肿瘤异质性、生物复杂性和给药的难度给恶性胶质瘤的治疗带来了特别的挑战。

数学神经肿瘤学（mathematical neuro-oncology，MNO）是利用数学模型来对疗效进行预测和量化的一个年轻且蓬勃发展的领域，依据患者的特异性来定制治疗方案。患者特异性模型（PSMs）可以用来克服成像的局限，提高对预后的预测。同时，对患者进行分层，并用计算机技术来评估疗效，继而从上述模型中收集诊疗信息从而设计临床试验和治疗方案。这项应用在对抗癌症的战争中加速了临床研究的步伐。胶质瘤是一种即使在同一组织学分级中仍表现出广泛异质性表型的原发性脑肿瘤，其特征是肿瘤组织会增殖和侵入邻近的正常脑组织，从而造成高死亡率。尽管在过去的几十年里医疗成像技术、手术和放化疗技术有所发展，但初诊恶性胶质瘤的治疗标准并不能反映个体差异。但是，可喜的是特异性诊断和治疗措施的纳入使每一位患者拥有量身定制的治疗成为了可能。

另一方面，通过基因组综合分析肿瘤的变异，并切实可行地识别、划分和排序是精准医学在胶质瘤领域应用中的一个重大挑战。大多数由全基因组或外显子组测序识别的变异，就功能性结果和相关治疗的意义而言仍然不明确。在癌症基因组图谱（TCGA）数据库中已经证实的几个胶质瘤高频突变基因已经成为 FDA 认证的药物治疗靶点或者作用通路中的重要环节，这些靶点或通路包括表皮生长因子受体（EGFR）、血小板源性生长因子受体 α 多肽（PDGFRA）、癌基因（BRAF）、抑癌基因（PTEN）、基因（PIK3CA）等。然而，这些变异基因的范围包括已知临床意义的基因变异到未知临床功能和治疗相关性的新型基因变异，其中许多基因变异研究为正在制定的变异基因注释和优先级提供了帮助。

可是，在将这些潜在的治疗靶点转化用于临床实践的过程中仍存在一些挑战。例如，表皮生长因子受体抑制剂在恶性胶质瘤的临床试验中并未取得理想的疗效。因为在约一半的恶性胶质瘤中表皮生长因子受体已被更改，因此，从基因突变到扩增再到基因融合，都需要继续研究探索。EGFR抑制剂功效的缺乏表明精准医学在应用于恶性胶质瘤中存在挑战，其中包括肿瘤的异质性和药效学/药代动力学故障。由于存在肿瘤内的空间异质性，所以瘤体内异质性对于治疗的失败有着很重要的影响：有些肿瘤区域缺氧坏死而其他区域更多的是氧供充足的；一些区域表现为增生象，而部分区域则较多处于静止期；一些区域血管丰富，然而有些区域则血管稀少。这些表型特征都伴随着基因型的差异，原因可能是肿瘤细胞中相邻亚群内存在关键致癌基因的互斥扩增。该瘤体内异质性的复杂性超出了恶性胶质瘤亚群中受体酪氨酸激酶扩增的模式，具体表现为由全基因组拷贝数分析检测到空间分离的胶质母细胞瘤样本中存在广泛的肿瘤异质性。

具体区域的基因型差异处理是有问题的，特别是当我们通过常规成像不能识别这些差异的时候，原因有以下两点：①由于多次手术或活检均不能确认变化/变异的存在；②随着时间的推移基因本身会发生变异。此外，关于瘤体异质性的问题，有明确的证据表明，治疗能够驱动克隆性演变或者通过产生新生亚克隆驱动事件或选择预先存在的含有耐药表型相关基因型的亚克隆。已经被证实能增变基因表型，其表现在能通过诱导哺乳动物AKT蛋白激酶-雷帕霉素靶蛋白通路诱导胶质瘤向恶性胶质瘤转化。目前，这些研究表明精准医学给胶质瘤的诊疗带来了新的希望与挑战。

参考文献

[1] Ramkissoon S H, Bi W L, Schumacher S E, et al. Clinical implementation of integrated whole-genome copy number and mutation profiling for glioblastoma[J]. Neuro Oncol, 2015, 17（10）: 1344-1355.

[2] R03nning P A, Helseth E, Meling T R, et al. A population-based study on the effect of temozolomide in the treatment of glioblastoma multiforme[J]. Neuro Oncol, 2012, 14（9）: 1178-1184.

[3] Gilbert M R, Wang M H, Aldape K D, et al. Rtog 0525: A Randomized Phase Iii Trial Comparing Standard Adjuvant Temozolomide (Tmz) with a Dose-Dense (Dd) Schedule in Newly Diagnosed Glioblastoma (Gbm) [J]. Asco Meeting Abstracts, 2011, 13（15_suppl）: 51-51.

[4] Prados M D, Byron S A, Tran N L, et al. Toward precision medicine in glioblastoma: the promise and the challenges[J]. Neuro-Oncology, 2015, 17（8）: 1051-1063.

[5] Chinot O L, Wick W, Mason W, et al. Bevacizumab plus radiotherapy-temozolomide for newly diagnosed glioblastoma[J]. New England Journal of Medicine, 2014, 370（6）: 769-769.

3.3 胰腺癌的精准医学

胰腺癌是一种恶性程度高、诊断和治疗困难、预后差的恶性肿瘤。据统计数据显示，全球范围内的胰腺癌死亡率均呈快速上升的趋势，全世界每年大约有168 000人死于胰腺癌。

一般胰腺癌的诊断方法有：①胰腺癌的发病机理尚不清楚，其高危因素有吸烟、酗酒、高脂肪饮食、慢性胰腺炎、糖尿病、老龄、遗传易感性等。②临床表现：多数胰腺癌患者起病隐匿，早期缺乏典型症状，可表现为上腹部不适；腹部疼痛，痛区有时呈束带状样的分布；进行性加重的梗阻性黄疸，这种黄疸多见于胰头部肿瘤；体重下降；出现消化不良或腹泻时，使其常易误诊为其他消化系统的疾病。③体格检查：早期一般体征不明显，当癌症发展至进展期时，可以出现腹痛、肝脏增大、胆囊肿大、梗阻性黄疸、上腹部明显包块以及血性或浆液性腹水等阳性体格症状。④潜在血清标志物有：糖类抗原CA19-9、癌胚抗原（CEA）等。⑤影像学检查：包括B超、CT、MRI、ERCP、PETCT和EUS等。⑥组织病理学与细胞学检查是诊断胰腺癌的金标准。

胰腺癌的治疗原则及预后：以外科手术切除为主治疗，辅助化学药物治疗、姑息治疗、放射疗法、靶向治疗、其他疗法等。手术切除的目的是实施根治性切除，术后化疗以辅以氟尿嘧啶类药物或吉西他滨（GEM）单药治疗为推荐方案，有些晚期发现的患者通常考虑联合化疗。同步放化疗是治疗局部晚期胰腺癌的主要手段之一。在所有发生在消化系统中的肿瘤，胰腺癌的预后是最差的，并且其死亡率与发病率近乎等同。大约有60%的胰腺癌患者在确诊时已发生远处转移，中位生存期仅为6～9个月；仅有15%的患者有手术指征，其中位生存期延长为15个月，但5年生存率仅为5%左右。

现有的技术手段还不能很好地降低胰腺癌的死亡率。基于精准医学的理念，我们希望可以将个体差异融入预防与治疗的策略之中，使得治疗呈现出个性化。下面我们可看到精准医学在胰腺癌临床应用中的潜在价值。

胰腺癌与遗传因素和环境因素等密切相关。随着肿瘤基因组计划的深入研究，胰腺癌患者的个体差异将被逐渐揭示。药物遗传学、药物基因组学的研究也取得了突破性进展。科学家们发现化疗药物对肿瘤细胞的杀伤效应与特定的某种（某组）基因的表达和/或基因多态性显著相关。Giovannetti等人于2006年对102例胰腺癌患者的手术切除标本进行了人平衡型核苷载体1（human equilibrative nucleoside transporter 1，hENTl）的表达测定，结果发现hENTl低表达的患者的中位生存期大约为8.48个月；而hENTl表达较高的患者，其中位生存期延长为25.69个月。Sebastiani等对44例手术切除的胰腺癌组织标本，通过免疫组化的方法对脱氧胞苷激酶（deoxycytidine kinase，dCK）表达强度进行分级，结果显示dCK的表达水平与其总生存期成正比关系。Akita等人对68位胰腺癌患者展开的研究中发现低水平表达核糖核苷酸还原酶亚基1（ribonucleotide reductase subunit l，RRM1）蛋白的胰腺癌患者更有可能在吉西他滨的治疗获益。

通过基因组测序技术检测患者基因情况，从而实施针对性用药，可实现精准医学的治疗。目前，在胰腺癌患者中最常见的发生突变的基因为KRAS，SMAD4，TP53（p53）和CDKN2A（p16）。KRAS是一种编码三磷酸鸟苷结合蛋白的原癌基因，是细胞分化、增殖和凋亡的重要调控因子。S. Yegnasubramanian和其同事认为异常激酶可以作为胰腺癌的治疗新靶点。他们研究发现，通过RNA干扰，调节异常激酶的消耗，结果显示出强烈的肿瘤增生抑制作用，这些也被在体外的胰腺癌细胞株实验证实了。携带有KRAS基因突变的胰腺癌标本显示出异常激酶（激酶PLK1和PLK2）的表达。如果胰腺癌有PLK1和PLK2异常表达，有KRAS基因突变的胰腺癌细胞就对PLK抑制剂BI6727敏感。（图3-2）

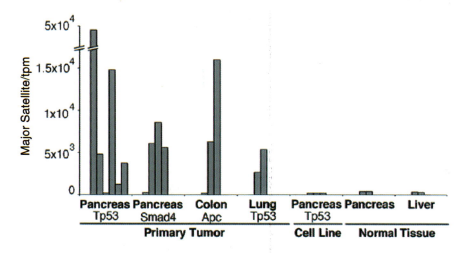

图3-2 胰腺癌的主要卫星重复序列的比较

资料来源：Ting D T, Lipson D, Paul S, et al. Aberrant overexpression of satellite repeats in pancreatic and other epithelial cancers[J]. Science, 2011, 331 (6017): 593-596.

以上的研究对癌症的精准医学有重要意义。首先，患者的癌症激酶编码基因过量表达，在RNA转录测序中的结果是异常的。因此，我们能制造出匹配目标激酶的抑制剂，来使患者获益。另外，对这些激酶异常表达的分析，似乎有望鉴别出靶向治疗的有效药物组合和合成具有杀伤力的靶向药物。肿瘤标本组织可以提取RNA，随后可以做RNA测序。肿瘤组织激酶基因的表达通过和已知的样本激酶基因表达（有正常样本和癌症样本）相比较，可鉴定出异常的激酶基因。因此，我们可以单独地选择一个或多个具体的激酶抑制剂或者和其他治疗方法结合，使得肿瘤组织明显地缩小和改善肿瘤的发病率和死亡率，实现精准医学。

肿瘤标本的分子表达谱已经揭露出了潜在的个性化的抗癌治疗目标，使我们看到了一个新兴的癌症分子分类方法。第二代测序技术（next-generation sequencing，NGS）让我们发现了肿瘤相关的基因靶点，加速了个体化抗癌治疗的发展。个性化的分子胰腺癌治疗（the individualized molecular pancreatic cancer therapy，IMPaCT）试验的目的是提高晚期胰腺癌患者的生存率，通过肿瘤的分子信息去指导临床治疗。众所周知，胰腺癌是一个最具侵袭性的和致死性的固体性的恶性肿瘤，其5年生存率甚至在5%以下。依据目标分子的个性化治疗能改善患者的预后情况，这在胰腺癌中尤为适用。个性化的分子胰腺癌治疗通过对胰腺癌使用NGS技术，测定出其基因分子类型，以便指导临床治疗。图3-3是IMPaCT的流程。（图3-3）

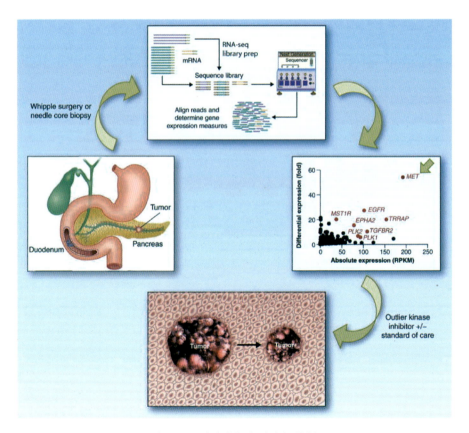

图3-3　胰腺癌靶向治疗的范例

资料来源：Yegnasubramanian S, Maitra A. Aiming for the outliers: cancer precision medicine through targeting kinases with extreme expression[J]. Cancer Discovery, 2013, 3（3）: 252-254.

考虑到胰腺癌转移的快速进展,基因分析结果的等待期间对于急于治疗的患者来说是一个挑战。所以,允许患者在等待分子测序的期间开始标准化治疗。75%的患者可以在 28 天内取到结果,通常来说平均出报告的时间是 21.5 天。

以下是胰腺癌精准医学治疗的例子:61 岁浸润性胰腺导管的男性腺癌患者,有胰腺癌家族史,患者以前曾测序发现有野生型的 BRCA2 基因,病理分期为 pT3N1M0,检查结果表明肿瘤已经浸润到了淋巴结、血管、神经。患者已经采取了远端胰腺切除术和脾切除术,术后接受单剂量的吉他西滨治疗,但是 4 个月后病情更加严重了,CA19-9 由 101 32 U/mL 上升到 98 405 U/mL。此时,通过基因组测序发现其有 PLB2 基因突变,治疗方案改为每 28 天丝裂霉素 C(MMC)8 mg/mL,5 个疗程治疗后,CT 平扫发现预后有所改善,CA19-9 水平变为正常,这种效果维持了 22 个月。此后 CA19-9 上升为 392 U/mL,并出现了肺部转移,医生继续使用 MMC 治疗 2 个疗程,最终其生存期总共延长了 3 年。该案例说明利用基因组测序技术指导精准医学,可以实现对合适的患者在合适的时间里给予正确的药物及剂量,避免药物的不良反应及毒性,提高患者的生存时间和生存质量。

参考文献

[1] 任刚,王竞,夏廷毅. 胰腺癌综合诊治中国专家共识(2014 年版)放射治疗部分的解读[J]. 临床肝胆病杂志,2014(12):1249-1252.

[2] Giovannetti E, Del T M, Mey V, et al. Transcription analysis of human equilibrative nucleoside transporter-1 predicts survival in pancreas cancer patients treated with gemcitabine[J]. Cancer Res, 2006, 66 (7): 3928-3935.

[3] Sebastiani V, Ricci F, Rubio-Viqueira B, et al. Immunohistochemical and genetic evaluation of deoxycytidine kinase in pancreatic cancer: relationship to molecular mechanisms of gemcitabine resistance and survival[J]. Clin Cancer Res, 2006, 12 (8): 2492-2497.

[4] Akita H, Zheng Z, Takeda Y, et al. Significance of RRM1 and ERCC1 expression in resectable pancreatic adenocarcinoma[J]. Oncogene, 2009, 28 (32): 2903-2909.

[5] 王云锋. 基于基因组学胰腺癌相关基因实验研究 [D]. 第二军医大

学，2012.
[6] Yegnasubramanian S, Maitra A. Aiming for the Outliers: Cancer Precision Medicine through Targeting Kinases with Extreme Expression[J]. Cancer Discovery, 2013, 3 (3): 252-254.
[7] Chantrill L A, Nagrial A M, Watson C, et al. Precision medicine for advanced pancreas cancer: the individualized molecular pancreatic cancer therapy (IMPaCT) Trial[J]. Clinical Cancer Research, 2015, 21 (9): 2029-2037.
[8] Villarroel M C, Rajeshkumar N V, Garrido-Laguna I, et al. Personalizing cancer treatment in the age of global genomic analyses: PALB2 gene mutations and the response to DNA damaging agents in pancreatic cancer[J]. Molecular Cancer Therapeutics, 2011, 10 (1): 3-8.

3.4 肺癌的精准医学

肺癌是常见的恶性肿瘤之一，每年全球肺癌新发病例数约为161万例，死亡人数约为138万例。在我国，随着工业化速度的迅猛加快，导致环境污染日趋严重，同时随着人口老龄化的加剧，肺癌的发病率和死亡率迅速逐年上升，其中男性发病率和死亡率高居所有男性癌症之首，而女性肺癌的发病率在女性癌症中也仅次于乳腺癌，但其死亡率同样高居第一位。

吸烟是引起肺癌的主要危险因素。在一些国家，随着对烟草的控制，肺癌的发病率上升已经趋于缓和，甚至逐渐下降。我国男性吸烟人群总数约高达3亿人，占全球吸烟者的1/3。尽管大多数肺癌的发生与吸烟有着紧密的联系，但全球约1/4的肺癌患者在他们一生中从未吸过烟，这可能是环境致癌因素与个体的疾病易感性共同作用的结果。目前，随着基因组学研究手段不断发展，已通过大规模的全基因组关联分析（GWAS）确定了一些新的肺癌易感基因。而环境因素，如室外空气污染，尤其是微粒的吸入，也已被证明与肺癌的发生发展密切相关。职业暴露同样是肺癌的重要的一个致病因素，一些职业使人群暴露于高危因素能增加肺癌的风险例如粉尘、石棉、电离辐射、焦油、氯化乙烯、石油中的芳香烃等。

肺癌分为小细胞肺癌和非小细胞肺癌，非小细胞肺癌又分为腺癌、鳞癌及大细胞肺癌3种亚型。小细胞肺癌主要发生于细支气管旁细胞，主要由于吸烟导致，且具有很强的侵袭性；而非小细胞肺癌中的腺癌是最常见的约占 40％ 的肺癌类型，其多起源于肺泡内细胞，许多非吸烟患者多是此型。鳞癌发病率仅次于腺癌，约占 30％，多发于支气管内的扁平细胞，肿瘤生长相对缓慢，且男性较女性常见；大细胞肺癌可发生于肺部的任何部位，且其生长与扩散速度均较快。

肺癌早期并无明显症状，进展阶段可出现刺激性干咳、咯血、胸痛、骨痛及气促等明显体征。当周围组织受到癌肿牵连或发生转移时可出现明显的压迫症状，包括胸上段的肿瘤压迫喉返神经出现的声音嘶哑；上腔静脉梗阻出现的颈面部水肿征象；侵犯胸膜时出现的血胸；上叶尖部肺癌压迫锁骨下动静脉、臂丛神经及颈交感神经时出现的上臂肿痛、运动障碍、颈交感神经综合征等。此外，当肿瘤向远处发生转移时，转移器官可出现相应症状：发生肝转移时可出现肝肿大、右上腹痛、肝功能下降等异常症状；发生脑转移时可出现相应的神经系统受累的症状。如出现以上征象，则应高度警惕肺癌存在的可能性。此时利用有效的辅助检查手段可对癌肿进行有效筛查，常用于辅助检查的有：①影像学检查：胸部 X 线、超声、CT、MRI 等。②内窥镜检查。③血生化及肿瘤标志物检查：血液生化指标、癌胚抗原、神经特异性烯醇化酶、鳞状细胞癌抗原等。④其他：痰细胞学检查、胸腔穿刺术、胸膜活检、淋巴结活检等。

肺癌的确诊主要依靠组织病理学诊断，一旦确诊则应进行规范的治疗。目前传统治疗手段有化学治疗、放射治疗、手术治疗、分子靶向药物治疗等，临床医生应当根据肿瘤的分类、分期，严格把握适应证和禁忌证，给患者提供最有利的治疗方案。

然而，目前的治疗方案尚存在较大的局限性。在一些国家，尽管通过有效的预防手段使得肺癌发病率明显下降，但其死亡率仍然居高不下。在美国，小细胞和非小细胞肺癌患者的 5 年生存率分别为 6％ 和 21％，总体的 5 年生存率仅为 17.8％。虽然相对于以往基于个人经验的传统个性化治疗来说，目前基于基础及临床研究数据的循证医学已经具备很大的优越性，但其局限性也是不可忽视的，主要表现在对疾病的诊断和分类不准确，多种干扰因素影响临床试验的准确性等。今天的医学迫切需要一场新的变革，精准医学的时代已经来临。

2004 年，Kris 发现抗肿瘤药物易瑞沙及埃罗替尼对 EGFR 基因突变的肺癌具有较好的疗效。EGFR 是肺癌的一个主要致癌基因，EGFR 突变主要见于腺癌，腺癌在所有肺癌中的比例高达 40％，且多见于非吸烟者。这为精准医学在肺癌的应用开启了一扇大门。（图 3-4）2007 年，研究者发现

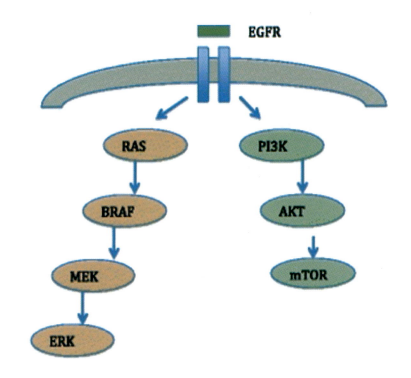

图3-4 表皮生长因子受体途径

资料来源：Carcereny E, Morán T, Capdevila L, et al. The epidermal growth factor receptor (EGRF) in lung cancer[J]. Translational Respiratory Medicine, 2015, 3.

另一个致癌基因 ALK，该基因编码一个罕见的通路蛋白，偶尔会发生染色体重排，使通路蛋白持续激活。因此，FDA 于 2011 年批准了克唑替尼作为发生这种染色体重排的染色体变异的肺癌患者的治疗用药。然而，这些靶向药物的疗效是短暂的，大约 1 年后，大部分药物均出现不同程度的抵抗。很快，科学家发现该药物抵抗发生时通常检测不到突变，这提示可能存在其他的机制通过增加抑癌基因 ALK 活性从而抑制克唑替尼的活性。2014年，FDA 以空前的速度批准了色瑞替尼，相对于克唑替尼，色瑞替尼具有更高的选择性。

对于非腺癌的肺癌患者，靶向治疗药物的选择显得十分有限。例如肺鳞癌，其发病率仅次于腺癌，但很少出现 EGFR 或 ALK 的突变。2012 年，

Govindan 等人通过对 178 例肺鳞癌患者进行研究,在 70% 的患者中发现了 CDKN2A 基因的突变,这可能将成为鳞癌治疗的一个潜在靶点。

随着测序成本的大幅下降,科学家认为同时对成百上千的肿瘤基因进行测序更有意义,这样可以提供更多的潜在治疗靶点。Kris 说:"如果在 2014 年你发现了肺癌,那我们要做的第一件事就是活组织检查,包括对所有可能的癌基因进行综合分析。"

此外,通过对基因测序进行分析,还可以发现在肺癌中少见但在其他肿瘤中常见的病变类型,为罕见类型的肺癌患者提供可供选择的治疗方案。例如:发生 RET 基因突变的肺腺癌患者,可能受益于服用卡博替尼,该药正是用于治疗发生同样突变的甲状腺癌患者。

综上所述,精准医学作为一种新兴的医疗方式,对于癌症,尤其是全球第一大癌——肺癌,它纳入了每个人的基因、环境和生活方式等个体化差异,从而在癌症的治疗和预防方面具备特有的优势,更加显得意义非凡。随着各种科学技术的发展,精准医学将深入到癌症预防、筛查、诊断及治疗的方方面面,扭转目前肺癌的高发病率和高死亡率局面,为广大患者带来福音。

参考文献

[1] Katayama R, Lovly C M, Shaw A T. Therapeutic targeting of anaplastic lymphoma kinase in lung cancer: a paradigm for precision cancer medicine [J]. Clin Cancer Res, 2015 (21): 2227.

[2] Politi K, Herbst R S. Lung cancer in the era of precision medicine[J]. Clin Cancer Res, 2015 (21): 2213.

[3] Richer A L, Friel J M, Carson V M, et al. Genomic profiling toward precision medicine in non-small cell lung cancer: getting beyond EGFR[J]. Pharmgenomics Pers Med, 2015 (8): 63.

[4] Carcereny E, Moran T, Capdevila L, et al. The epidermal growth factor receptor (EGRF) in lung cancer[J]. Transl Respir Med, 2015 (3): 1.

[5] Popper H H, Ryska A, Timar J, et al. Molecular testing in lung cancer in the era of precision medicine [J]. Transl Lung Cancer Res, 2014 (3): 291.

[6] Rosell R, Karachaliou N. Lung cancer in 2014: optimizing lung cancer

treatment approaches[J]. Nat Rev Clin Oncol, 2015 (12): 75.
[7] Siegel R, Ma J, Zou Z, et al. Cancer statistics, 2014[J]. CA: A Cancer Journal for Clinicians, 2014 (64): 9.
[8] Wanqing Chen, Rangshou Zheng, Hongmei Zeng, et al. Annual report on status of cancer in China[J]. J Cancer Res, 2015, 27 (1): 2 – 12.

3.5 乳腺癌的精准医学

乳腺癌是全球女性最常见的恶性肿瘤之一，全世界每年新发乳腺癌病例约138万，约46万死于乳腺癌，中国的乳腺癌发病率的增长速度是全球最快的国家之一，近10多年来大城市的上升幅度达到20%～30%。

乳腺癌的发生与人群的生理、生育情况、遗传、社会文化背景、生物学情况、心理精神状况、工作情况及日常生活息息相关，是多种因素相互影响的共同结果。其分子机制主要是多种原癌基因激活和抑癌基因失活，继而引发细胞的过度增殖和/或异常凋亡。

国内对乳腺癌多采用病理分型：①非浸润性癌；②早期浸润癌；③浸润性特殊癌；④浸润性非特殊癌，包括浸润性小叶癌、浸润性导管癌、单纯癌、腺癌等，此型一般分化等级较低，预后较上述类型差，且是乳腺癌中最常见的类型，约占80%；⑤其他罕见癌。

虽然乳腺癌发病率呈逐年上升的趋势，但乳腺癌患者的5年生存率明显提高，死亡率呈现下降趋势。究其原因，一方面与人们提高了对乳腺癌的认识和早期诊断有关，另一方面在于乳腺癌的治疗也发生了改善，已由最初手术治疗发展为应用化疗、放疗、内分泌治疗和分子靶向治疗等多种手段的综合性治疗。随着综合治疗模式的推广和规范化，乳腺癌患者的预后较以往有显著改善，但导致乳腺癌患者死亡的重要原因仍然是术后复发和转移，故对乳腺癌患者进行预后分析相当重要，其目的在于根据患者不同的预后因素选择合理治疗方案。

精准医学是将个人的基因、环境和生活方式等差异纳入疾病的预防和治疗的医疗模式。这种医疗模式的提出，得益于基因测序技术和生物医学分析技术的飞速发展。这些技术的使用，在癌症的诊断治疗过程中已得到了充分的体现。其中，乳腺癌诊疗的进步与发展，就是一个典型的例子。

众所周知，乳腺钼靶X线检查因能良好显示微小钙化灶而成为目前最常用、最有效的筛查和诊断早期乳腺癌的首选方法。然而，当这些影像学检查发现异常时，患者可能已经处于疾病的早期甚至中晚期，那么怎么能够在肿瘤发生早期，甚至尚未形成肿瘤时做出判断，并采取积极有效的应对措施呢？例如，安吉丽娜·朱莉有乳腺癌、卵巢癌的家族史，她有87%的患乳腺癌的风险、50%的卵巢癌的风险。她为了主动将风险降到最低，进行了预防性双侧乳腺切除术，手术后，她患乳腺癌的概率从原来的87%下降至5%以下。那么她的医生是如何评估她的乳腺癌患病概率的呢？就是基因测序。由于在其体内检测到携带有BRCA1突变的基因，使得其罹患乳腺癌、卵巢癌的风险显著增加。BRCA1和BRCA2可编码具有多重功能的蛋白，其突变表型与乳腺癌和卵巢癌的发病相关。目前，乳腺癌与BRCA1和BRCA2之间的密切关系已经得到了人们的广泛关注，对它们的研究也逐渐深入。通过检测BRCA1的表型，可筛选出可能患有乳腺癌、卵巢癌及其他有关的恶性肿瘤的高风险人群，有利于该类疾病的预防诊断、早期诊断和治疗。

乳腺癌是一类具有高度异质性的恶性肿瘤，其在组织形态、免疫表型及治疗效果上均存在着一定的差异。常规的治疗措施并不能取得良好的治疗效果，因此对乳腺癌患者采取个体化、精准化治疗就显得尤为重要。伴随分子生物学技术在乳腺癌领域的不断发展及应用，当前我们已经能够通过基因表达谱，基于恶性肿瘤的生物学层面上明确诊断不同类型的乳腺癌，从而构建乳腺癌的分子亚型。目前，在国际上已经形成了一套相对有效的乳腺癌分子亚型系统，由此我们可依据检测到的不同肿瘤标志物把乳腺癌分为Luminal A、Luminal B、HER2+、Basal-like、Normal-like等5个分子亚型（表3-3）。

表3-3 乳腺癌各分子亚型的免疫组化分型

分子亚型	免疫组化				
	ER	PR	HER2	EGFR	CK5/6
Luninal A	ER+或PR+		−	+/−	+/−
Luninal B	ER+或PR+		+	+/−	+/−
HER2+	−	−	+	+/−	+/−
Basal-like				ERGR+或CK5/6+	
Normal-like	−	−	−	−	−

资料来源：邵志敏，沈镇宙，徐兵河.乳腺肿瘤学[M].上海：复旦大学出版社，2013.

最近，随着多基因组合检测技术的迅猛发展，已经推出了数种能够有效预测乳腺癌患者从化疗中获得有效治疗程度的多基因组合，因此制定个体化、精准化治疗方案已经成为乳腺癌专科医生的重要辅助手段。

同时，高通量技术现在已经变得越来越普遍，并且成本较低，因此，许多癌症中心都在通过这种方式，并结合肿瘤全基因组计划的应用，积极地寻求一种个体化、精准化的医疗方案。我们希望肿瘤的治疗能够更加合理地应用到个体上，例如有高复发风险的肿瘤患者能够从他们所患肿瘤的分子特点上得到分析和治疗。

如今，肿瘤的分类已根据驱动分子超越了传统诊断，并针对此驱动分子实施精准的靶向治疗。希望在不久的将来，科技的进步及医学模式的转换，能够使乳腺癌及其他恶性肿瘤的治愈成为可能。

参考文献

[1] 邵志敏，沈镇宙，徐兵河．乳腺肿瘤学［M］．上海：复旦大学出版社，2013．

[2] 姚玲，段克姿，王瑞珍．女性乳腺癌相关的危险因素[J]．实用临床医学，2014，(3)：129-133．

[3] 王晓燕．680例乳腺癌Cox模型预后影响因素分析[D]．河北医科大学，2010．

[4] Wiechmann L, Sampson M, Stempel M, et al. Presenting features of breast cancer differ by molecular subtype[J]. Ann Surg Oncol, 2009, 16 (10): 2705-2710.

[5] Sorlie T, Tibshirani R, Parker J, et al. Repeated observation of breast tumor subtypes in independent gene expression data sets[J]. Proc Natl Acad Sci U S A, 2003, 100 (14): 8418-8423.

[6] 廖宁．基于分子分型的乳腺癌个体化新辅助治疗及多基因表达谱检测预测疗效的研究[D]．南方医科大学，2010．

[7] Meric-Bernstam F, Farhangfar C, Mendelsohn J, et al. Building a personalized medicine infrastructure at a major cancer center[J]. J Clin Oncol, 2013, 31 (15): 1849-1857.

3.6 肾细胞癌的精准医学

肾细胞癌（RCC）是起源于肾实质泌尿小管上皮系统的恶性肿瘤，简称肾癌，占肾脏恶性肿瘤的 80%～90%。近年来，肾癌的发病率约为 4.5/10 万，死亡率约为 1.46/10 万。男性较女性高发，城市较农村高发，整体发病率呈上升态势。发病年龄可见于各个年龄段，但其高发年龄为中老年期。肾癌的病因尚不明确，其发生可能与遗传、吸烟、肥胖、高血压及抗高血压治疗等有关。世界卫生组织（WHO）将肾癌病理分型列为：肾透明细胞癌、肾乳头状腺癌、肾嫌色细胞癌及未分类肾细胞癌、Bellini 集合管癌、髓样癌多房囊性肾细胞癌、Xp11 易位性肾癌、神经母细胞瘤伴发的癌、黏液性管状和梭形细胞癌。（表 3-4）

目前，肾癌的诊断主要依赖影像学检查，临床缺乏常规诊断肾细胞癌的特异性肿瘤标志物。"血尿、腰痛、腹部肿块"为典型的肾癌三联症，但在临床并不多见，无症状肾癌的发病率逐年升高。其中，在有症状肾癌中 30% 的患者为转移性肾癌（mRCC）。转移性肾癌预后较差，体现在中位生存时间还不到 12 个月，5 年生存率甚至不到 10%。由于 mRCC 对放疗、化疗及内分泌治疗均不敏感，其客观反应率也不到 10%，因此对于 mRCC，临床一直缺乏比较有效的治疗措施。外科手术是肾癌的治疗手段，但治疗效果并不理想，极少数患者可通过外科手术获得较长生存期。靶向药物的临床应用，辅助提高了患者的生存期。高剂量白细胞介素（IL-2）是一种有效的选择，对于透明细胞组织学的少数患者有持久且完全的反应。此外，血管内皮生长因子（VEGF）和哺乳动物雷帕霉素靶蛋白（mTOR）抑制剂会产生毒性且完全无效。目前，对 mRCC 认知最大的障碍就是肿瘤生物学的复杂性。

随着现代医学的发展，无创、精准医学必然是未来肿瘤诊治的指导方向。目前，新兴的无创、精准医学部分利用循环肿瘤细胞（CTC）和循环肿瘤 DNA 来进行临床工作。CTC 是由肿瘤原发灶或其转移灶释放而进入外周血中。血行转移是肿瘤发生远处转移的一条重要途径，而其发生的前提条件就是肿瘤细胞能被释放并进入外周血液循环中。因此，如果我们在患者外周血中能检测到 CTC，至少证明了患者有发生血行转移的高风险，甚至已经出现远处转移。这对指导患者的治疗措施、判断疗效及评估预后具有一定价值。随着科学技术的飞速发展以及检测手段的日趋成熟，在一些类型的肿瘤（如乳腺癌）中，CTC 的临床意义已被明确证实。乳腺癌中的 CTC 检测能够取得非常令人满意的检测结果，目前已得到推广应用。Cristofanilli 等人应用 CSS，通过一项前瞻双盲试验研究，对 177 例进行初期治疗的乳腺癌转移患者外周血中的 CTC（以每 7.5 mL 外周血中 ≥5 个 CTC 作为 CTC 升

表 3-4 泌尿系统肿瘤中普遍存在端粒酶 RNA 基因 (TERT) 的突变

Tumor types	Samples analyzed, no.	Samples with mutations, no.			
		-124G>A (%)	-124G>T (%)	-146G>A (%)	-138/-139GG>AA (%)
Bladder cancer	216	92 (42.6)	3 (1.4)	22 (10.2)	3 (1.4)
Renal pelvic cancer	11	5 (45.5)	0 (0)	2 (18.2)	0 (0)
Renal cell carcinoma	24	2 (8.3)	0 (0)	0 (0)	0 (0)
Adrenal neoplasm	21	1 (4.8)	0 (0)	0 (0)	0 (0)
Testicular carcinoma	17	0 (0)	0 (0)	0 (0)	0 (0)
Prostate cancer	13	0 (0)	0 (0)	0 (0)	0 (0)
Total	302	100 (33.1)	3 (1.0)	24 (7.9)	3 (1.0)

资料来源:Wu S, Huang P, Li C, et al. Telomerase reverse transcriptase gene promoter mutations help discern the origin of urogenital tumors: a genomic and molecular study [J]. European Urology, 2014, 65 (2): 274-277.

高的指标）进行检测。结果显示，治疗前 CTC 基线较高的患者预示着较短的中位无进展生存期（PFS）和总生存期（OS），分别为 2.7 个月和 10.1 个月；而 CTC 较低或阴性的患者中位 PFS 为 7 个月，OS＞18 个月，PFS 和 OS 均显著长于 CTC 水平升高的患者，提示 CTC 水平可以作为一项评估患者预后的工具。该手段在结肠癌中的应用也同样取得了比较令人惊喜的结果。Sastre 等人应用 CSS 对 94 例结肠癌患者外周血中的 CTC 进行检测，他将 7.5 mL 外周血中 CTC ≥ 2 个定义为阳性，结果显示阳性率为 36.2%（34/94），也表明了 CTC 与结肠癌的临床分期具有关联性（Ⅱ期为 20.7%，Ⅲ期 24.1%，Ⅳ为期 60.7%，$P = 0.005$），且 CTC 在结肠癌早期阶段即可被检测到，提示检测 CTC 有助于临床医生发现早期结肠癌。国内目前尚无应用 CSS 来检测肾癌患者 CTC 的研究报道，国外研究也相对较少，主要原因是应用 CSS 检测肾癌患者的 CTC 并没有达到令人满意的效果。

绝大部分循环 DNA（ctDNA）可能来源于肿瘤细胞，仅一小部分来源于 T 淋巴细胞。对于循环 DNA 的释放机制，目前主要有几个假说：肿瘤细胞的程序性死亡、坏死和肿瘤细胞的主动释放。肿瘤循环 DNA 可以出现与原发肿瘤 DNA 相同的特征或基因变异，如点突变、微卫星不稳定性、超甲基化、杂合性缺失等多种类型的基因修饰变异，由于循环 DNA 的修饰变异常常早于常规的肿瘤诊断方法，因此循环 DNA 作为早期诊断肿瘤的分子标志物成为很大的可能。Gai 等人研究发现乳腺癌患者的循环 DNA 水平比健康人显著增高，但其增高的幅度很大程度上并不依赖肿瘤的大小和分期。Leon 等人研究了多种肿瘤并发现循环 DNA 水平在肿瘤转移之后增高更加明显。Sozzi 等人亦发现Ⅰa 期肺癌患者循环 DNA 水平比健康人明显增高，增高幅度在不同性别与年龄、肿瘤不同分期、组织分型间没有显著差别。此外，研究认为循环 DNA 片段的 CpG 序列还参与调控了多种免疫应答，据此认为循环 DNA 在人体免疫功能中可能扮演了不可忽略的角色。最近实时定量 PCR 法被广泛应用于循环 DNA 的检测。肿瘤循环 DNA 的检测虽然具有一定局限性，但其检测具有便捷、灵敏等优势，有望成为在肿瘤早期诊断、疗效评价以及肿瘤随访观察等方面具有重要价值的肿瘤标志物。

患者如何选择最好的、最适当的药物来治疗 mRCC 是多种新药有效性所面临的挑战。基于常规组织病理学、临床和实验室因素上的以大剂量的白细胞介素 – 2（IL-2）和 VEGF 抑制剂为基础的（对于中等风险和高风险的患者）预后分层已被广泛利用。然而随着多个候选的分子生物标志物的预测，患者合理选择大剂量的白细胞介素 – 2（IL-2）、VEGF 和 mTOR 抑制剂用来治疗肿瘤将成为可能,但令人遗憾的是在目前临床验证中却没有被应用。当前的肿瘤异质性分析与组织收集也面临着巨大的挑战,这些问题都亟待解决。来自肿瘤组织、血浆和组织中的具有预测性的分子都可以进行预测治疗。此外,基因的表达可能受表观遗传、转录因子转录后和翻译后修饰的多种因素所调控。事实上,从临床和环境因素进行分子联合因素的研究对制定一个有预测性的受益于特殊药物的表格是必要的。但编入可能具有预测性的分子生物标志物候选物、新的生物标志物的端点,治疗不同时间点的转移部位要进行强制活检,保证"正确的药物用到正确的患者身上",这些都是潜在的重要步骤。

  目前对于转移性肾癌,临床上仍没有较大的治疗进展,新的靶向治疗药物给一部分患者带来福音,但较大的副作用及较低的有效率限制了此类药物的广泛应用。精准医学的出现给肿瘤的治疗带来了新的曙光,它将极大地促进个体化医疗的发展。

参考文献

[1] Ljungberg B, Bensalah K, Bex A, et al. Guidelines on renal cell carcinoma[J]. European Association of Urology, 2013 (1): 56.

[2] 国家癌症中心,卫生部疾病预防控制局. 中国肿瘤登记年报[M]. 北京:军事医学科学出版社,2011:94-129.

[3] Bergstrom A, Hsieh C C, Lindblad P, et al. Obesity and renal cell cancer—a quantitative review[J]. Br J Cancer, 2001, 85 (7): 984-990.

[4] Pischon T, Lahmann P H, Boeing H, et al. Body size and risk of renal cell carcinoma in the European Prospective Investigation into Cancer and Nutrition (EPIC) [J]. Int J Cancer, 2006, 118 (3): 728-738.

[5] Escudier B, Eisen T, Stadler W M, et al. Sorafenib for treatment of renal cell carcinoma: Final efficacy and safety results of the phase Ⅲ treatment approaches in renal cancer global evaluation trial[J]. J Clin Oncol, 2009, 27 (20): 3312-3318.

[6] Ljungberg B, Cowan N C, Hanbury D C, et al. EAU guidelines on renal cell carcinoma: the 2010 update [J]. Eur Urol, 2010, 58 (3): 398-406.

[7] Escudier B, Eisen T, Stadler W M, et al. Sorafenib in advanced clear-cell renal-cell carcinoma[J]. N Engl J Med, 2007, 356 (2): 125-134.

[8] Motzer R J, Hutson T E, Tomczak P, et al. Sunitinib versus interferon alfa in metastatic renal-cell carcinoma[J]. N Engl J Med, 2007, 356 (2): 115-124.

[9] Paterlini-Brechot P, Benali N L. Circulating tumor cells (CTC) detection: clinical impact and future directions[J]. Cancer Lett, 2007, 253 (2): 180-204.

[10] ctDNA is a specific and sensitive biomarker in multiple human cancers[J]. Cancer Discov, 2014, 4 (4): of8.

第 4 章 精准医学与慢性病

4.1 慢性疾病的背景

慢性病也称为慢性非传染性疾病（NCD），是一系列特定疾病如心脑血管疾病、肿瘤、糖尿病、慢性骨关节病和先天异常等疾病的总称。

早在 2002 年，WHO 发表的世界卫生报告中就已经明确地指出，除了在极其贫困的发展中国家之外，NCD 占所有疾病的较大部分，是疾病的主要负担。到目前为止，世界上最主要的死因仍是 NCD，约占所有死亡人数的 63%。

在我国，NCD 的患者数也在逐年攀升，据统计，2012 年我国确诊的慢性病患者的人数已经超过了 2.6 亿，因 NCD 导致的死亡占总死亡人数的 85%。慢性病已不仅仅是医疗领域关注的热点，同时也是我国所面临的重大社会及公共卫生问题。

众所周知，慢性病的病程是十分漫长的，诸如降压药、胰岛素、腹膜透析等治疗过程往往伴随终生，这使得患者个人或者家庭需要背负巨大的经济负担，同时又严重地削弱了患者的劳动能力，甚至致使其劳动力完全丧失，这也就增加了社会的负担。随着医疗成本的不断提高，这一矛盾也变得更加尖锐。为了解决这一社会问题，人们曾提出不同的解决方法。近年来，也曾发生过患者或其家属因为不堪经济重负而进行游行示威，甚至打出了"安乐死"的口号。

因此，如何进行有效的慢性病的综合干预与治疗是一个亟待解决的问题。在广大的医疗领域，由于基因测序技术的快速发展，一场改造传统医学的变革正在逐步兴起，精准医学强有力的介入将为我们预防及控制慢性病的发生发展提供重要的攻坚武器。

正如前面所讲，心脑血管疾病、慢性呼吸系统疾病、癌症以及糖尿病是当前人类面临的最主要的四类慢性疾病。本章将以高血压、糖尿病为主要阐述对象，系统论述当前精准医学在慢性疾病中的应用进展，以及为我们带来的不同于传统医学的崭新观点。

虽然目前医学在不断地发展进步，但对于高血压、糖尿病等慢性病的致病原因、发病机制等问题仍不能做出精确的解释，目前只能提供该类疾病的主要危险因素以及可能的致病原因；而在治疗方面，药物控制仍是治疗慢性疾病的主要手段，然而尚不能提出"精准"级别的个体化用药方案。

随着精准医学概念的提出，我们对疾病的致病原因、发病机制以及治疗方法等方面有了新的方向及思路。我们知道，疾病的个体差异是基因变异导致的最直接结果。越来越多的研究表明，基因的变异与个体的差异在疾病的发生、发展及治疗转归中起着不可忽视的作用。

诸如糖尿病、高血压这两种需终生服药的慢性疾病，遗传因素是疾病发生发展过程中不能忽视的因素。为什么同样的疾病，每个患者的临床表型、病程进展、对药物的反应及预后等方面均不尽相同呢？不同种族之间，疾病的发病率、疾病的严重程度及对药物的反应也存在个体化差异，这其中很大一部分原因与个体遗传基因的特殊性有关。正如疾病本身名称那样，高血压、糖尿病这些名称仅仅反映了一种疾病状态，并不能反映病因及发病机理，无法提示临床医师根据疾病的驱动因子实施治疗，因此我们通常所提到的"个性化治疗""因人给药"更多的是建立在医师长年累积的经验之上。

基因测序技术、大数据的统计、生物医学分析技术及分析工具的应用等使精准医学的实施成为可能，它可以从引起疾病的基因通路分子、早期生物标志物、基因变异对临床药物的影响等方面制定慢性病的最佳管理方案，从而建立真正意义上的个性化诊疗体系。

但是我们也要清楚地认识到，精准医学目前只是概念性的框架，在导向治疗高血压、糖尿病等慢性疾病方面还存在着诸多困难，特别是在转化临床应用过程中，还需要进一步地摸索及探讨，需要大样本量的临床试验结果支持。同时，应广泛地宣传精准医学对传统医学带来的革新，让整个社会对其有充分的认知且更加容易接受，只有这样才能早日实现精准医学的个体化治疗。相信随着精准医学概念的逐步开展及推广，慢性疾病的精准医学也将为我们在防治慢性病的策略上增加强有力的保障。

参考文献

[1] 秦江梅. 中国慢性病及相关危险因素流行趋势、面临问题及对策[J].

中国公共卫生, 2014, 30 (1): 1-4.
[2] 程怀志, 郭斌, 谢欣, 等. 我国慢性病患病率的社会人口学分析[J]. 医学与社会, 2014, 27 (3): 4-6.
[3] Mirnezami R, Nicholson J, Darzi A. Preparing for precision medicine[J]. N Engl J Med, 2012, 366 (6): 489-491.

4.2 高血压病的精准医学

近30年来，世界范围内的高血压呈现出增长速度明显加快、发病率逐步增高、发病年龄趋于年轻化等的特点。2014年，我国高血压的患病率约为30%，然而患者的知晓率却不足50%，治疗率更是在10%以下。

如果高血压长期未能够得到治疗或者治疗结果不理想，便会对心脏及血管这两个主要的靶器官造成损害，从而对全身重要脏器功能造成不同程度的影响。其导致的主要风险在于高血压心脏病、慢性心力衰竭、脑卒中、慢性肾衰竭、视网膜渗出和出血等。

高血压可以由其他疾病或某些药物引起，通常称之为继发性高血压。而原发性高血压——最常见的高血压类型仍不甚明确。目前，对高血压发病机制的研究主要集中在交感神经系统活性亢进、肾素-血管紧张素-醛固酮系统激活等方面。但不可否认的是，遗传因素是高血压致病因素中需要高度重视的环节。高血压具有明显的家族聚集倾向的，如果双亲均有高血压，那么子女患高血压的可能性就会有所增加。近年来，有关高血压的基因研究的报道有很多，不过，结果并不能令人满意。

对于原发性高血压的治疗，长期药物的控制仍是主要的方法。目前，临床上常见的降压药物主要见于利尿降压剂、钙通道阻滞剂、血管紧张素转换酶抑制剂、血管紧张素Ⅱ受体拮抗剂，而且当血压控制疗效欠佳时，往往就需要多种降压药物联合治疗。

从前面的诸多阐述中可以初步了解到高血压的危害性、发病机制的复杂性、药物治疗的多样性，而精准医学的强有力介入将为我们在防治高血压的道路上提供新的方向及动力。不同基因型的患者对高血压的易感性不同，对治疗药物的反应及预后也有所不同；而疾病相关基因的遗传多态性通过改变药物代谢动力学、通过药物基因相互作用改变药效动力学、与致病基因相互作用改变药物效果等方面影响着个体对抗药物的反应。无疑，以个性化基因差异研究为出发点的精准医学将是极为合适的契合点。

精准医学凭借着稳定成熟的基因测序分析技术（如全基因组关联研究、全外显子测序等）以及大数据分析工具等很好地填充了这块领域的空白之地。首先，数百万个单核甘酸多态性（SNP）公共数据库的建立是其介入高血压等慢性疾病领域诊疗的基础。经过不断的研究，发现的一些常见变异已经能够对绝大多数人类个体之间的差异进行解释，它们在疾病发生发展的过程中所起到的作用也将逐渐被揭示。其次，"国际 HapMap 计划"也大力推进了常见的基因变异的发现。最后，高通量基因型检测技术和遗传学统计分析方法为疾病异常基因的研究提供了技术与方法上的支持。

然而易感基因是什么呢？大多数疾病的发生是遗传体质与多种环境因素相互作用的结果，疾病易感基因即是导致相关疾病的发病率高于正常人的基因。以高血压为例：有部分人其第三、第四位碱基是"G"和"C"，然而，如果对正常人的 DNA 进行测序分析，就会发现它的序列中的第三、第四位碱基是"T"和"A"，那么通过大量数据的提取与分析后我们发现拥有第三、第四位碱基改变的那些人更容易发生高血压。换句话说，即使在相同的环境条件下，具有这些异常基因的个体，他们患高血压的风险要比其他不具有相关异常基因的人高很多，而这些人所对应的该疾病的相关基因就叫作疾病易感基因。

近年来，有许多的科学研究团队相继投入到与高血压相关基因的研究中，并且已经取得了一定的成果。2011 年，由日本大阪大学等组成的科研团队已经发现 43 种与高血压相关的基因，其中，欧美人、东亚人与南亚人各占据其中 28 种、9 种、6 种，相关研究成果已被世界顶级科学杂志《自然》刊登。2015 年，由日本国立医学研究中心等组成的国际研究小组也发现了 13 处与高血压有关的基因，并且将这一结果在线发表在 Nature 杂志上。耶鲁大学相关团队经过研究，发现了 STK39 基因变异对高血压的影响，并且，这一结果已经得到几项独立实验的证实。不言而喻，这些惊人的发现将会对高血压的病因、治疗以及药物研发等方面产生深远的影响，并且为高血压病的个体化治疗提供强有力的科学依据。

以上仅仅是精准医学在揭示高血压致病性等方面应用的一小部分内容，随着研究的深入，更多有关高血压的易感基因或致病基因将被发现，这将有助于我们对高血压发病机制进行更深入的了解，从而不断提高医疗行业工作人员对高血压的"个性化治疗"的水平。

正如前面所述，高血压的治疗药物是有多种选择的。但是对于每种药物的使用剂量又因患者的个体差异而不同，为了更加精确地指导药物治疗，精准医学之高级药物基因组学应运而生，旨在研究每个患者对不同药物的最佳使用剂量。

Ortlepp 等研究发现携带 D 等位基因的高血压患者使用坎地沙坦的疗效优于 II 基因型；Nakamura 等研究发现高血压患者使用氯沙坦治疗 12 周后，DD 型 + ID 型舒张压的降低比率明显低于 II 型，血浆 ACE 活性明显高于 II 型，因此 ACE I/D 多态性可以对高血压患者对氯沙坦的降压反应进行预测；还有研究发现，CYP11B2 CC 基因型对坎地沙坦的治疗反应明显优于 TT 及 TC 基因型；TC 基因型对厄贝沙坦的疗效反应较 TT 型更加敏感；G460T 基因突变在高血压患者中更为常见，并且其突变主要影响利尿剂的降压效果，携带 G460T 突变的患者应用利尿降压剂效果更好，而且利尿剂可降低 GT 和 TT 型患者新血管时间发生率，但不能降低 GG 型新血管时间的发生率；CYP3A 基因的突变影响钙通道阻滞剂在体内的代谢，增加了钙离子通道阻滞剂在体内的浓度，因此携带此基因突变的患者可适当降低药物剂量。

通过筛选高血压致病基因或易感基因，我们能够更容易地筛选出高风险人群，从而指导我们通过改变行为方式来降低发病风险，或者通过药物进行治疗。而对个体进行基因分型检测，这将颠覆传统的"诊断—经验用药—调整用药"的治疗规则，实现"诊断—检测基因型—确定用药/剂量—安全有效"的"一人一药一量"的转换，也就是所谓的基因导向的量体裁衣的治疗。

参考文献

[1] Wang J, Zhang L, Wang F, et al. Prevalence, awareness, treatment, and control of hypertension in China: results from a national survey[J]. Am J Hypertens, 2014, 27 (11): 1355 – 1361.

[2] 葛均波，徐永健. 内科学 [M]. 8 版. 北京：人民卫生出版社，2013.

[3] Mirnezami R, Nicholson J, Darzi A. Preparing for precision medicine[J]. N Engl J Med, 2012, 366 (6): 489 – 491.

[4] Debette S, Kamatani Y, Metso T M, et al. Common variation in PHACTR1 is associated with susceptibility to cervical artery dissection[J]. Nat Genet, 2015, 47 (1): 78 – 83.

[5] Wang Y, O'Connell J R, McArdle P F, et al. From the Cover: Whole-genome association study identifies STK39 as a hypertension susceptibility gene [J]. Proc Natl Acad Sci U S A, 2009, 106 (1): 226 – 231.

[6] 王勇. 高血压诊治热点聚焦：高血压药物基因组学研究进展［M］：北京：科学出版社，2013.

4.3 糖尿病的精准医学

随着社会的高速发展，人们的生活水平有了较大的提高，饮食结构发生了相应的改变，老龄化进程也在不断加速，这一系列的因素使得糖尿病患者总人数迅速攀升，成为继心脑血管疾病、肿瘤之后的第三大健康杀手。根据WHO最新数据报告显示：2014年，全世界范围内18岁以上的成年人中糖尿病的患病率约为9%。2012年的一项数据显示，约150万例死亡是由糖尿病直接造成的。据WHO估计，2005—2015年，中国有高达5 577亿美元的资金用于治疗糖尿病及其相关并发症。当胰腺功能受损而使胰岛素的质或者量异常或者人体对胰岛素的利用能力出现障碍时，就会出现血糖升高甚至高血糖症，而人体长期的高水平的血糖如果不能够得到有效的控制，随着时间的推移，将会造成一系列的脏器功能损害，尤其是神经及血管系统。其对人体的损害主要表现在：代谢紊乱（高渗昏迷和糖尿病酮症酸中毒）、感染性疾病（肾盂肾炎、膀胱炎、疖、痈等皮肤化脓性感染、女性真菌性尿道炎等）、糖尿病肾病、糖尿病视网膜病变、动脉粥样硬化、冠心病、缺血性脑卒中、肾功能不全、神经系统病变、糖尿病足等。

正因为糖尿病能够对机体造成严重的后果，所以我们亟须对糖尿病的致病因素、发病机制、药物治疗等做出系统而精确的解释，以便对其进行有效的预防和治疗。然而，同许多慢性病一样，糖尿病的发病原因与发病机制也是极为复杂的，至今仍然不能够对其进行明确阐明。更加麻烦的是，不同类型糖尿病的病因又各不相同，这就更增加了研究的困难程度。目前，糖尿病的病程进展大体可概括为：患者已存在糖尿病相关的病理、生理改变（如自身免疫抗体阳性、胰岛素抵抗、胰岛β细胞功能缺陷等）相当长时间，但糖耐量仍正常；随着病情的不断变化，会相继出现糖调节受损（IGR），包括空腹血糖调节受损和糖耐量减低，这两者可分别或同时存在于同一个体。在正常生理情况下，胰岛素是由β细胞合成和分泌的，然后进入血液循环，随着血液循环到达全身各组织器官的靶细胞，随后胰岛素与其特异性受体结合，发挥相应的功能——通过促进葡萄糖的消耗、糖原的合成以及非糖类物质的转化而使血糖得以维持在正常水平；但这其中的任何一个环节如果出现差错都可能导致糖尿病的发生。现代医学认为，环境因素在糖尿病的发生与发展过程中也起到很大的作用，同遗传因素共同决定了糖尿病的发展进程。

而精准医学概念的提出，将为我们带来糖尿病预防及诊治方面的重大革新。例如，在糖尿病群体中，约有5%的糖尿病患儿存在β细胞单基因失调（即成人发病型糖尿病，MODY）。MODY 的不同亚型对于同一治疗方案的敏感性不同，所以，治疗方案的正确选择就显得尤为重要。而亚型的鉴别诊断将依赖于基因检测技术的应用。研究表明：对于 MODY3 型糖尿病患者，磺脲类药物是最为有效的治疗药物，这就打破了胰岛素治疗糖尿病的传统认识。而存在 HNF1A、HNF4A 突变的糖尿病患者对磺脲类、格列奈类促泌剂是极其敏感的。

目前，经过林旭教授及其团队的研究，已经证实了 7 种 2 型糖尿病位点，分别为 CDKAL1、CDKN2A/B、KCNQ1、CDC123、GLIS3、HNF1B 和 DUSP9，并确定了 2 个新型的 2 型糖尿病位点，即 RASGRP1（rs7403531）和 G 蛋白偶联受体激酶 5（GRK5）（rs10886471），该研究结果发表于 2013 年 1 月的 *Diabetes* 杂志上。到目前为止，已有 20 个 T2DM 易感基因被发现，同时还发现了 13 个影响空腹血糖的基因以及 5 个影响餐后血糖的基因。（图 4 – 1）

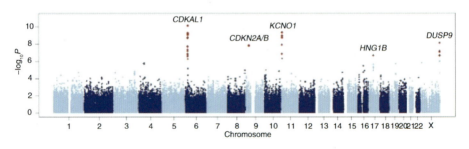

图 4 – 1　糖尿病全基因组关联分析

资料来源：Li H, Gan W, Lu L, et al. A genome-wide association study identifies GRK5 and RASGRP1 as type 2 diabetes loci in Chinese Hans[J]. Diabetes, 2013, 62（1）: 291 – 298.

目前，基于糖尿病风险的全基因组关联研究已经确定了 50 多个位点与增加 1 型糖尿病的遗传风险有关，几个增加患 1 型糖尿病的风险的 T1DM 候选基因已经被提出或确认在这些区域；有可能增加患 2 型糖尿病风险的几个相关的基因也已确定，包括血管紧张素转换酶（ACE）、过氧化物酶体增殖激活受体 γ（PPARγ2）、脂肪酸结合蛋白 – 2（FABP2）、亚甲基四氢叶酸还原酶（MTHR）、脂肪量和肥胖相关基因（FTO）。

与高血压疾病类似，要想阐明 2 型糖尿病的发生与发展机制，就需要对易感基因的相关结构进行分析与检测，同时还要了解该基因所发挥的生理功能，并且对于种族差异也应该做相应的考虑。只要了解到相应的基因，我们就可以有针对性地进行新的靶向药物研究，使各型糖尿病得到更加有效的控制与治疗。某些类型的单基因糖尿病在实行精准医学上呈现了很好的机会，这些正确的基因诊断和恰当的药物治疗常常能避免不必要的胰岛素治疗，简化治疗过程并提高了治疗效率。另外，我们可以研制相应药物针对异常基因对其进行靶向阻遏——占据异常基因所编码物质的受体或者阻断其合成通路，从而将疾病遏制在萌芽状态。例如，对于糖尿病易感基因 PPAR-γ 和 KCNJ11 分别对药物格列酮类和磺脲类较敏感，可以用明确的靶向药物对它们进行最直接有效的治疗。然而，是否每一个易感基因都会有相应的靶向药物，这还有待于进一步的研究发现证实。应当提醒的是，利用易感基因寻找药物作用靶点的过程并不是一帆风顺的，相反，在这个寻找过程中将会遇到很多的问题。例如，虽然 TCF7L2 基因的发现使研究者关注到 WNT 信号通路在 T2DM 的发病机制中的作用，但是该条通路对于正常细胞的发育与功能发挥方面都具有重要作用。因此，真正的高精准的靶向药物的研发是极其困难的。随机和前瞻性的临床试验已经强调，有组织的和个性化的自我监测血糖在 2 型糖尿病日常管理中起了越来越重要的作用。当然，要使基因检测与靶向药物进行个体化治疗真正应用于临床，并不是一件十分简单的事情，需要广大的研究人员与医护工作者的共同努力。

全基因组方法的广泛应用极大地促进了对糖尿病的遗传背景和病理生理学的理解。虽然从这些研究获得的遗传信息的临床效益是有限的，但相信随着人类基因解码研究的深入，将会出现一批基于精准医学的多学科的糖尿病专科诊所，这些精准医学诊所将新信息资源组装成临床集中数据集，将使用新兴的数据流为表型上相似但遗传型的和分子不同的疾病的患者提供个性化治疗，从而重点解决前驱糖尿病的预防和糖尿病的治疗问题。

参考文献

[1] Yamagata K. Roles of HNF1alpha and HNF4alpha in pancreatic beta-cells: lessons from a monogenic form of diabetes（MODY）[J]. VitamHorm, 2014, 95: 407-423.

[2] Li H, Gan W, Lu L, et al. A genome-wide association study identifies GRK5 and RASGRP1 as type 2 diabetes loci in Chinese Hans[J]. Diabetes,

2013, 62 (1): 291-298.

[3] Klonoff D C. Precision medicine for managing diabetes[J]. J Diabetes SciTechnol, 2015, 9 (1): 3-7.

[4] Schnell O, Alawi H, Battelino T, et al. Self-monitoring of blood glucose in type 2 diabetes: recent studies[J]. J Diabetes SciTechnol, 2013, 7 (2): 478-488.

[5] Kleinberger J W, Pollin T I. Personalized medicine in diabetes mellitus: current opportunities and future prospects[J]. Ann N Y AcadSci, 2015, 1346: 45-56.

4.4 冠心病的精准医学

同高血压和糖尿病一样，冠状动脉粥样硬化（冠心病）也是严重危害人类生命健康的慢性疾病，随着介入放射学的发展，利用血管内介入的方法——血管球囊扩张术和支架置入法，使得冠心病的症状得到了有效的缓解，较大地提高了患者的生活质量。但是，这些措施并不能从根本上遏制动脉粥样硬化的发展，只是延缓了疾病发展的速度。随着精准医学在肿瘤等疾病治疗中的火热开展，冠心病在近年来也成为精准医学开展个体化诊治的练兵场。随着基因工程技术的不断发展和日趋成熟，人们逐渐开始把基因治疗应用于冠心病。根据统计发现，在过去10年的基因治疗的临床病例中，与冠心病相关的治疗高达5%，并且治疗的效果也非常好。在美国，这一数字更是让人吃惊——治愈率已达到17%，病情改善率则远高于这一比例。而且，随着相关技术的不断进步与成熟，基因治疗冠心病的范围已不再局限于单基因治疗的水平，而逐渐向高血压和脑卒中等多基因的心血管疾病治疗的方向发展，从而显示出基因治疗在冠心病等心脑血管疾病治疗方面的广阔前景。

2015年美国心脏协会的统计数据显示，2011年美国每7个死亡患者中就有1个是因冠心病而死；目前平均每34秒就有1个美国人患冠心病，每84秒就有1个美国人因冠心病死亡。而且相当数量的首诊冠心病患者表现为突然死亡或非致命性的心肌梗死。因此，我们需要更多以及更有效的诊断及判断预后的工具，并开展更有效的治疗策略。

最近一些学者对冠心病的基因发生机制进行研究，很多人都认为基因的机制研究可以帮助我们了解疾病的发生发展，有利于个体疾病的分层，找出有意义的疾病治疗靶点，并通过固有异常基因特征更好地管理患者。到目前为止，冠心病的基因起源尚未完全阐明，但新的基因方法的应用取得了不错的效果。精准医学运用于冠心病的基因检测手段主要有以下3种：

4.4.1 连锁分析

连锁分析是确定复杂疾病致病基因公认的最有说服力的方法。这种病因学已经从早期动脉粥样硬化疾病家系中成功发现了单基因致病动脉粥样硬化的致病基因。一项我国的家族队列研究发现，15号染色体与冠心病导致的心肌梗死相关联，这条染色体此区段的假定候选基因是mef2a。另一项国外的关联研究针对一组513个不相关有心肌梗死成员的家庭发现，14号染色体的一段区域与心肌梗死事件相关，然而假定致病基因没有被发现。还有一项由早发冠状动脉疾病（GENECARD）组织进行的关联研究发现了在染色体1、3、5、7和19上的多重联合位点。GENECARD的研究者也发现了在3号染色体上的假定候选基因：GATA2转录因子、边缘系统相关膜蛋白、连接素基因，这些基因以前未发现与动脉粥样硬化或CHD相关。

4.4.2 全基因组关联性

过去，遗传易感性实验探索了一系列易感基因的多态性与冠心病的发生和结局的关系。对这类实验有价值的是这些多态性位点的预选，运用最新的基因技术，研究者可以运用SNP芯片同时在一个个体中分析成百上千种SNP位点；高通量测序技术的发展使得同时检测多个样本成为可能，并能准确无误地实行基因关联研究。运用这种方法，肿瘤抑制因子CDKN2A和CDKN2B附近的3个多态性位点（rs10757278、rs10757274和rs2383206）与心肌梗死的关系已经得到了明确的证实。在随后的独立研究中，也证实了它们可以作为心肌梗死风险的标志物。

基因表达谱运用功能基因组可以确定影响冠状动脉粥样硬化发生发展的基因和通路。我们可以观察不同疾病分期、临床结局和质粒反应的mRNA的变化。一些缺氧和炎症相关基因——PROS1、COX1和IL7在稳定性和不稳定性动脉粥样硬化斑块中表达有显著差异。在一项外周血单核细胞的研究中发现，单核细胞中某些调节因子和转录因子可以作为动脉粥样硬化的分子标志物。

4.4.3 临床运用这些基因信息

在大数据时代，我们可以比较轻松地获得大量个体和群体的遗传信息。

然而，我们不是收藏家。我们对冠心病做这些基础研究的目的是将其运用于临床实践，从而造福人类健康。这也是精准医学的最终目的，精准医学不是华丽的说辞，而是要体现在对个体有实实在在的益处上。当然，我们也在朝着这个目标稳步前进。首先，我们可以通过检测个体的这些遗传信息来对冠心病诊断及预后判断提供有价值的信息。基因检测已经被运用于通道病和家族性高胆固醇血症。相关基因的检测与研究有助于我们对于冠心病个体发病机制进行全面的了解。其次，我们可以通过检测每个个体的基因信息，了解个体冠心病的发病风险，目前已有心肌梗死易感性的基因检测方案。对于有高度心肌梗死风险的人群，我们可以尽早进行干预。最后，把遗传信息运用至临床可体现在治疗冠心病上。我们可以针对患者个体采用针对性的靶点药物，或者对现有的治疗方案进行优化。例如他汀类药物是冠心病患者的常用药物，许多基因都可以影响这类药物的脂代谢、临床预后及副作用等，那么，我们对于不同的患者运用同样的他汀类药物以及同样的剂量是否真的合理呢？

目前，精准医学在冠心病上的研究和应用主要体现在对个体基因检测上，尽管我们在冠心病领域已经取得了不少令人惊喜的成就，然而，不得不承认，要步入精准研发和使用药物的时代还有很漫长的路要走。此外，基因诊治也只是精准医学的一小块范畴，对于人群基因、环境、生活方式和个体差异等方面，精准医学需要进行综合考虑，以达到促进健康和治疗疾病的目的。在精准医学的前进过程中，我们也许会提出疑问，精准医学会不会使医疗资源不平衡的现象更加严重？对于群体是否有益？我们将会批判地运用精准医学思想与冠心病继续斗争。

参考文献

[1] Kolsut P, Malecki M, Zelazny P, et al. Gene therapy of coronary artery disease with phvegf165—early outcome[J]. Kardiol Pol, 2003, 59 (11): 373 – 384.

[2] Mozaffarian D, Benjamin E J, Go A S, et al. Heart disease and stroke statistics—2015 update: a report from the American Heart Association[J]. Circulation, 2015, 131 (4): e29 – 322.

[3] Wang L, Fan C, Topol S E, et al. Mutation of MEF2A in an inherited disorder with features of coronary artery disease[J]. Science, 2003, 302 (5650): 1578 – 1581.

[4] Broeckel U, Hengstenberg C, Mayer B, et al. A comprehensive linkage analysis for myocardial infarction and its related risk factors[J]. Nat Genet, 2002, 30 (2): 210-214.

[5] Hauser E R, Crossman D C, Granger C B, et al. A genomewide scan for early-onset coronary artery disease in 438 families: the GENECARD Study [J]. Am J Hum Genet, 2004, 75 (3): 436-447.

[6] Connelly J J, Wang T, Cox J E, et al. GATA2 is associated with familial early-onset coronary artery disease[J]. PLoS Genet, 2006, 2 (8): e139.

[7] Chen Z, Qian Q, Ma G, et al. A common variant on chromosome 9p21 affects the risk of early-onset coronary artery disease[J]. MolBiol Rep, 2009, 36 (5): 889-893.

[8] Randi A M, Biguzzi E, Falciani F, et al. Identification of differentially expressed genes in coronary atherosclerotic plaques from patients with stable or unstable angina by cDNA array analysis[J]. J Thromb Haemost, 2003, 1 (4): 829-835.

[9] Patino W D, Mian O Y, Kang J G, et al. Circulatingtranscriptome reveals markers of atherosclerosis[J]. ProcNatlAcadSci U S A, 2005, 102 (9): 3423-3428.

[10] Patel J, Abd T, Blumenthal R S, et al. Genetics and personalized medicine—a role in statin therapy? [J]. CurrAtheroscler Rep, 2014, 16 (1): 384.

4.5 精神障碍疾病的精准医学

精神障碍疾病（mental disorder）又称精神病（mental illness, psychiatric disorder），是一类由于大脑机能紊乱而造成的意识障碍，从而导致人的认知、情感、行为模式、精神状态以及意志等出现不同程度异常的疾病的总称。精神障碍疾病有多种类型，包括抑郁症、焦虑症（如恐慌症、强迫症、创伤后应激障碍和恐惧症）、躁郁症（双向精神障碍）、自闭症、情绪障碍、人格障碍和精神分裂症等。

4.5.1 精神障碍疾病的发生现状

目前，精神障碍疾病全球形势异常严峻，已严重影响了人们的正常学习、工作与生活。全世界至少有1/3的人在一生中患过精神障碍疾病，美国更是高达46%。其中，焦虑症的发生率最高，平均发生率在16.6%，而美国更是高达28.8%；情绪障碍居第二位，在美国发生率为28.8%；精神分裂症比例虽然只有0.4%，但总体人数也不容小觑。随着世界老龄化社会的到来，老年期精神障碍即老年痴呆发病率也在急剧增加。据统计，全世界每7秒就有1人发展为老年痴呆，2009年该病的治疗花费高达6 000多亿美元，正在逐渐成为一个世界性难题。今天，全世界范围内的自杀问题也异常严重，据估计，全世界每年约有80万人自杀，估计至2020年，这一数字将增加至130万人，并且1 500万～3 000万人具有自杀倾向，而自杀患者均存在不同程度的精神方面的障碍。

精神疾病还增加了社会负担，对抑郁症、精神分裂症和躁郁症等精神障碍疾病的花费已超过心脑血管疾病和癌症，占全球财政总负担的13%，而抑郁症本身已成为社会第三大疾病负担。

面对这种现状，人们不得不积极地去寻求解决方法。2012年，多个国家组成的团队发起了一个全球精神健康巨大挑战行动计划，以应对日益严重的精神障碍疾病。该计划目的在于构建一个全新的研究资助模式，在未来10年对所有类型精神障碍疾病进行最强有力的支持，以期使得部分领域能够有所突破。计划制订了从A到F的不同实施目标。目标A为找出疾病根本的致病原因、危险因素和保护因素；目标B为推进早期干预的预防和实施；目标C为改善治疗和拓展到护理；目标D为提升对全球负担的认识；目标E为建立人类资源力；目标F为改革健康体系和政策应答。为了实现这些目标，存在着25个巨大的挑战，主要包括：鉴定一生中影响精神障碍疾病发生的社会和生物危险因素，理解贫穷、暴力、战争、移民和自然灾害等对精神障碍的影响，鉴定出疾病发生的分子标志物，营造良好的社区环境以促进一生的身体和精神健康，降低治疗成本和提升已有药物的疗效；开展文化广泛交流和融合以消除不同文化背景的人群之间的侮辱、歧视和社会排斥，在所有卫生保健人员培训过程中强化精神-健康成分，将精神-健康成分纳入国际援助和发展计划，等等。面对挑战的4个基本原则是：用生命过程的方法来研究，使用系统方法来缓解疼痛，建立证据基础的干预措施，理解环境对疾病的影响。尽管大家都对10年内解决这一系列挑战并没有太大的信心，但世界各国正在积极行动以应对目前所面临的各种难题，从中找出几种切实可行的解决方案还是极有可能的。

4.5.2 精神障碍疾病的传统诊断和治疗

目前，精神科医生主要根据临床症状和体征来进行神经障碍疾病的诊断。常规诊断过程主要是基于谈话进行的精神状态检查，基于外观、行为、自诉、精神健康史和当前的生活环境等进行评价。为了进行确诊和合适治疗措施选择，有时还需辅助问卷调查和适当的身体检查。

根据患者的实际情况精神障碍疾病可选择在不同的场所进行治疗——家庭、社区、诊所和精神病院。心理治疗和药物治疗是目前该疾病的主要治疗方法。对于许多轻度或无明显脑功能异常的精神障碍疾病的首选就是心理治疗，这种疗法包括认知行为治疗、心理分析、系统治疗和家庭治疗等。而对较为严重的疾病就需要使用药物，常用的药物主要包括抗抑郁药、抗焦虑药、情绪稳定剂、抗精神病药物等，部分情况下偶尔使用兴奋剂。尽管名称类别不同，但是这些药物在类别上存在一些差异，且功能上往往存在重叠。当多种治疗措施均无效且病情特别严重的情况下还可使用电惊厥疗法（ECT）。部分情况下还可对较罕见病例采取精神外科治疗。

目前，精神类药物是最畅销的药物之一，主要包括抗抑郁药和抗精神病药，而前者是美国第二大处方药（第一大类是止痛药）。但一个严峻的现实是，现在应用于精神障碍疾病治疗的有效药物相对有限，大多只具有缓解作用，且副作用较大，还具有一定程度的成瘾性。一个更加严峻的现实是精神疾病药物开发正在经历巨大危机，许多药物公司已经从该领域撤出，或者转向其他投资方向。2011 年，一个等待已久的化合物由于药物临床试验Ⅲ期未显示出显著的缓解抑郁作用而被否定。因此，需要从多个层面来加大投资，包括药企、国家、社会团体以及患者个体等。

4.5.3 精神障碍疾病的精准医学

相对于美国总统奥巴马于 2015 年提出以肿瘤为主的全面精准医学，精神障碍疾病的精准治疗启动得更早。早在 2009 年年初，美国国立精神健康研究所（NIMH）已经提出精神障碍疾病是"脑疾病"的观念，并提出相应的基于脑精神疾病的研究策略（research domain criteria，RDoC）计划。

4.5.3.1 RDoC 计划

RDoC 计划目标在于理解精神障碍疾病机制，从而建立生物学效应的框架。RDoC 试图通过将现代生物学研究方法，如遗传学、神经科学和学位科学等强大力量应用于神经疾病问题的研究，以创造出一个全新的分类方法。

传统神经障碍疾病的分类方法主要基于神经影像学证据，倡导以症状为导向，以结构或活动异常作为诊断和治疗标准。但是许多神经疾患缺乏较为明确的大脑异常，所以也就无法对其有效地做出诊断并给出针对性的治疗方案。

RDoC 计划旨在规范疾病基础范畴，从基因学、神经环路到行为，RDoC 将打破传统的疾病定义，从基因、分子、细胞、环路、生理、行为和患者自述及相关的诊断结果等多个层面，对疾病进行全面的研究和阐明，从而促进基础神经生物学和行为学研究的进程；在精神病学中，也将有助于对精神疾病的综合性理解，使个性化治疗成为可能。

由于传统神经影像学方法的限制，想要实现 RDoC 所倡导的"以脑为中心"进行精神疾病研究会遇到一些相应的困难。以临床症状来定义患者组仍是目前绝大多数研究的主要分类方法，并对患者组与控制组之间的平均脑活动进行比较。因而，这些方法虽然从表面上看，是测量了脑活动，但其本质仍未走出"以症状学为中心"的研究。所以，其研究结果仍然是不具有个体特异性的，并不能为临床实现个体化治疗提供十分有用的证据。

RDoC 计划的神经障碍疾病分类基于三个假设：第一，将精神疾病定义为大脑功能障碍。相对于神经疾病定义的可识别的病变，精神障碍疾病关注的是大脑环路异常。第二，假定神经环路异常可借助临床数据科学工具包括电生理、功能性神经成像或其他新的定量方法鉴定成功。第三，假定从遗传学和临床神经科学获得的数据能获得（产生）生物信号，从而增强临床症状或体征信息以有利于临床治疗。

4.5.3.2 精神障碍疾病精准医学研究现状

随着全新技术的发展与推进，精神疾病研究也取得了一系列进展，尽管进度尚无法达到预期，但对推动领域发展具有重要的意义。

（1）基因突变。利用基因组测序的方法鉴定出多种精神障碍疾病存在基因突变，包括拷贝数变化、碱基替换和插入/缺失突变等，这些突变导致基因表达缺失或功能异常，从而影响功能的发挥并引发相应的症状。

（2）转录组。转录组研究显示，胎儿期、婴儿期和儿童期每个阶段其大脑基因均具有独特的表达模式——不同阶段的大脑有近 90% 基因表达存在差异，尽管结构上无明显差异，但基因表达却存在显著性的差异。而对不同精神障碍疾病的转录组研究表明，其基因表达也具有独特特征，因此基因水平的诊断对疾病诊疗具有重要辅助意义。

（3）表观遗传学。除了 DNA 碱基变异可引起特定生物效应外，还存在着表观遗传作用，即在不改变碱基顺序基础上的遗传效应。表观遗传主要包括 DNA 甲基化、RNA 水平调节以及蛋白质翻译后修饰，最重要的是组蛋白修饰，如组蛋白乙酰、甲基化、磷酸化、泛素化等，这些修饰增加了遗传物质本身的复杂性，它们的异常也可引起功能障碍，并且部分表观效应还可遗传。一项大鼠实验表明，在遭受社会挫折后表现出抑郁症状的大鼠后代也出现抑郁表型。

（4）iPSC。诱导型多能干细胞（induced pluripotent stem cell，iPSC）是一类利用遗传操作从上皮细胞诱导得到的全能干细胞，这项技术的出现为许多神经疾病机制研究提供了重要平台。iPSC 技术通过将患者细胞体外诱导后观察分化状况可在体外实时监测部分疾病的早期神经发育异常。通过研究发现，一些神经障碍疾病在症状出现前多年就已开始发生神经元发育异常，因此在这个阶段的干预对疾病的进展具有重要价值。

（5）基因治疗。许多基因编辑技术，如 ZFN、TELEN 和 CRISPR-Cas9 等的发展和完善，也为神经障碍疾病精准治疗带来了新的希望。利用这些基因修饰方式对特定突变基因实现纠正，或者特异性转入其他基因以纠正错误的神经环路最终实现治疗疾病的目的。

4.5.3.3　精神障碍疾病精准医学前景

精神障碍疾病精准医学发展的方向在于能够基于生物学、心理学和社会 – 文化变量而开发出更为精确的诊断类别。通过多学科交叉研究，能够鉴定出大脑环路相关元件的特定突变，以解释部分精神分裂症、躁郁症和自闭症等患者发生原因。目前，已经在精神分裂症、焦虑症和躁郁症等鉴定出多种遗传风险因素，可作为治疗的重要参考因素。但更有可能的是，精神障碍不仅源于简单的基因异常，而是作为多种因子如生活经历、神经发育和社会 – 文化因素等众多因素的综合作用，它的遗传仅仅增加了患病的敏感性，因此，鉴定出多种因素之间的单独功能以及它们在参与疾病发生的协同作用方面是重要目标之一。

研究人员早期认为，精神分裂症、抑郁症、双相情感障碍和自闭症等疾病为单独的一类，在此基础上开展针对性的干预以实现治疗疾病的目的。但是通过进一步的研究发现，真实情况并非如此。例如，快感缺失是抑郁症的一种症状，然而焦虑症、人格障碍甚至精神分裂症中也存在这种症状，因此应根据快感缺失分子水平的原因进行针对性治疗，而非仅仅针对症状本身。这也是精准医学的发展前景之一。

精神障碍疾病的精准医学需要在三维层面实现定位，所获得的数据来自多个方面,包括症状、基因型、生理、认知评价、家庭动态、环境暴露和文化背景等。亲属间信息也对疾病的诊断和治疗具有重要意义,如父母、祖父母对某些疾病是否敏感等,对临床用药具有重要指导意义。其实某些临床被排除的药物可重新考虑个体化治疗的需要。

美国总统奥巴马提出的精准医学的重点侧重于癌症。因为癌症是一种源于遗传突变导致细胞增殖失控的疾病。通过基因组测序和生物信息学分析而获得肿瘤发生过程中的关键突变或相关突变,在此基础上开发出针对这些突变的药物或生物制品,以改善目前癌症治疗效果不佳的现状。从这个层面而言,精神障碍疾病领域的精准医学远远复杂于癌症,这是由于疾病本身的复杂性所致。但是,需要通过该计划而能从复杂的多因素中找到较为简单且具有可操作性的类别,以有利于推动临床应用,从而缓解日益严重的精神障碍疾病对社会与家庭造成的巨大压力。

总之,日益严峻的神经障碍疾病给公共卫生事业带来了极大的威胁,其不甚理想的治疗效果对目前的医疗体系也是一个巨大的挑战。精准医学有望对此做出巨大突破。但对于比癌症要复杂多倍的精神障碍疾病的具体实施情况、实施进度以及实施效果,目前都无法进行有效判断,这项庞杂的计划除了需要来自国家层面的大力支持以及医生和科研人员的积极参与外,还需要患者及其家属的密切配合,以及全社会的理解和协助,从而有效地推进这项事业,对目前的治疗现状进行改善,以提升精神障碍患者的生活质量。

参考文献

[1] Insel T, Cuthbert B, Garvey M, et al. Research domain criteria (RDoC): toward a new classification framework for research on mental disorders[J]. Am J Psychiatry, 2010, 167 (7): 748 – 751.

[2] McMahon F J, Insel T R. Pharmacogenomics and personalized medicine in neuropsychiatry[J]. Neuron. 2012, 74 (5): 773 – 776.

[3] Insel T R. The NIMH Research Domain Criteria (RDoC) Project: precision medicine for psychiatry [J]. Am J Psychiatry, 2014, 171 (4): 395 – 397.

[4] Insel T R, Cuthbert B N. Medicine. Brain disorders? [J]. Precisely. Science, 2015, 348 (6234): 499 – 500.

[5] Insel T R. Brain somatic mutations: the dark matter of psychiatric genetics

[J]. Mol Psychiatry, 2014, 19 (2): 156-158.

[6] Cuthbert B N, Insel T R. Toward the future of psychiatric diagnosis: the seven pillars of R Doc[J]. BMC Med, 2013 (11): 126.

[7] Insel T R. Next-generation treatments for mental disorders[J]. Sci Transl Med, 2012, 4 (155): 155ps19.

[8] Collins P Y, Patel V, Joestl S S, et al. Grand challenges in global mental health[J]. Nature, 2011, 475 (7354): 27-30.

[9] Brady L S, Insel T R. Translating discoveries into medicine: psychiatric drug development in 2011[J]. Neuropsychopharmacology, 2012, 37 (1): 281-283.

[10] Insel T R, Sahakian B J. Drug research: a plan for mental illness[J]. Nature, 2012, 483 (7389): 269.

[11] Poduri A, Evrony G D, Cai X, et al. Somatic mutation, genomic variation, and neurological disease [J]. Science, 2013, 341 (6141): 1237758.

[12] Licinio J, Wong M L. Molecular psychiatry: 20 years[J]. Mol Psychiatry, 2015, 20 (5): 545-547.

第 5 章　精准医学与遗传病

5.1　遗传病的背景

早在 19 世纪，欧洲皇室就受着"皇室病"的诅咒，亚历山大德丽那·维多利亚是一位具有"欧洲祖母"之称的女王，然而，这位女王又是不幸的，由于和表哥近亲结婚，她所生的 4 个儿子有 3 个夭折，5 个带有致病基因的女儿先后嫁到西班牙、俄国和欧洲的其他王室，所以，她们的相关基因也相继被带到了其他王室。后来经过研究发现，这种困扰着欧洲皇室的血友病就属于一种性染色体隐性遗传性疾病。

遗传性疾病是指受精卵或者生殖细胞中存在着致病的基因改变，最终导致个体致病的一种疾病。换言之，遗传性疾病就是以基因异常为主要致病原因的疾病。染色体数目、结构异常、单基因突变甚至是线粒体中的遗传物质发生改变等是遗传病产生的主要原因。罕见疾病简称罕见病（rare disease），是指那些患病率极低，又很少见的疾病。目前就我们所知，罕见病中有 80% 为遗传性疾病。

临床上主要通过遗传基因的检测来辅助诊断以及基因筛检。遗传病种类繁多，由于涉及染色体及基因的改变，进而会影响蛋白质的合成以及其他一些人体重要物质的合成与转化，进一步造成代谢障碍，最终造成患者生长发育异常、智力低下等多种临床症状，且遗传病又具有垂直传递以及终生存在的特点，因此也就具有了家族聚集的倾向。这一系列的遗传性疾病的特点，使得该疾病给患者本身以及家庭和社会都带来了巨大的经济和精神负担。因此，对遗传病的诊断和预防就显得尤为重要，产前诊断和症状前诊断就是切实有效的方法。遗传病患者和遗传病基因携带者经产前诊断和症状前诊断，可较早地筛查出来，以便及时采取相应的干预措施，防止病情进一步恶化，甚至可以通过较早的预防，实施特殊的饮食、缺乏物质的外源性补充等的措施,使患者的身体状况以及智力发育基本无异于常人。

5.2 遗传病的分类

遗传病通常有不同的分类标准,通常按如下方式进行分类:

(1) 以各机理遗传紊乱来分:信号转导障碍、染色体异常、球蛋白与球蛋白疾病、细胞结构异常、膜转运蛋白疾病、遗传性癌症、酶缺陷。

(2) 以各系统遗传紊乱来分:遗传性神经退行性疾病、白化病、血友病等。

(3) 以遗传特征紊乱来分:常染色体显性遗传病、常染色体隐性遗传病、X 连锁显性遗传病、X 连锁隐性遗传病、线粒体疾病等。

目前遗传病通常分为三种类型:

(1) 染色体病。指由染色体数目或结构异常所引起的一类遗传性疾病。包括常染色体与性染色体遗传病。染色体数目异常大多数情况是由于同源染色体或姐妹单体染色体分离异常所致;结构异常则由染色体断裂、丢失、倒位、异位、插入或错误重接所致。

(2) 单基因遗传病。指由于单个基因发生突变所引起的一类疾病。致病基因存在于核基因中,亦存在于线粒体基因中。

(3) 多基因遗传病。指由在易感基因与环境因素的共同作用下所导致的疾病,与环境有较为密切的关系。

5.3 遗传病的诊断

遗传病的确诊是遗传咨询和防治工作开展的基础。然而,其诊断过程是相当复杂的,不仅涉及多学科的密切配合,还需要高水平医师的参与,以及先进的诊断仪器和辅助实验检测。

目前,对于遗传病的诊断主要包括普遍性诊断和遗传学的特殊诊断。其中,普遍性诊断与一般疾病诊断的方法无异——问诊、体格检查、影像以及生化指标检测等;遗传学的特殊诊断主要包括系谱分析、生化检查、基因诊断、染色体检查、皮纹分析、产前诊断等。由于遗传病是极其复杂的,不同的疾病分子基础,可能会产生相同的临床症状和体征,仅仅运用一般诊断方法是不能够对遗传病做出相应的准确诊断,因此,遗传学的特殊诊断手段就显得尤为重要。

下面,就以遗传病的一般检查流程做简要介绍。

5.3.1 病史

应着重采集与遗传病家族聚集现象有关的项目。

(1) 家族史:整个家系是否有患同种疾病的病史,如果有,应记录患者数以及亲属关系,并且做出相关疾病的家族系谱图,以便更好地分析所患疾病的遗传特点与发病情况。

(2) 婚姻史:结婚的年龄、次数、配偶的健康状况及是否为近亲婚配,其中近亲结婚是遗传病发生的高危因素。

(3) 生育史:生育年龄、子女数及其健康状况,有无流产、死产、早产史、畸胎等。

5.3.2 症状与体征

遗传病患者所表现出的症状和体征可能会与一些普通疾病相重叠,但遗传病也有其特征的临床表现,甚至形成特异性症候群。根据这些简单的临床表现,可得出对疾病的初步诊断,从而明确下一步的检查项目与检查目标。例如:最常见的遗传病21-三体综合征,每出生691名婴儿就有1个被确诊为该遗传病。患儿常具有特殊面容,如眼距宽、鼻梁低平、眼裂小且向外上斜、常张口伸舌流涎等。所以,可根据患者的这些特殊的临床表现对疾病做出初步的诊断。但也有许多症状和体征并不是该疾病所特有的,此时若仅以症状与体征为线索诊断遗传病就有可能出现差错,故必须借助其他检查手段,以增加遗传性疾病的确诊率。(表5-1)

表5-1 部分已知的可遗传的基因突变

Mode of inheritance	Genes	Average rank
AD	ACVR1、ATL1、BRCA1、BRCA2、CHD7(4)、CLCN7、COL1A1、COL2A1、EXT1、FGFR2(2)、FGFR3、GDF5、KCNQ1、MLH1(2)、MLL2/KMT2D、MSH2、MSH6、MYBRC3、NF1(6)、P63、PTCH1、PTH1R(2)、PTPN11(2)、SCH1A、SOS1、TRPS1、TSC1、WNT10A	1.7
AR	ATM、ATP6V0A2、CLCN1(2)、LRPS、PYCR1、SLC39A4	5
X	EFNB1、MECR2(2)、DMD、PHF6	1.8

资料来源:Zemojtel T, KO2hler S, Mackenroth L, et al. Effective diagnosis of genetic disease by computational phenotype analysis of the disease-associated genome[J]. Science Translational Medicine, 2014, 6 (252):123-125.

5.3.3 系谱分析

系谱分析是遗传病诊断的一种重要方法，指通过调查先证者家庭成员的发病情况，绘出相应的系谱图，以确定疾病的遗传方式。症状单一、垂直传递的临床特点则提示可能为遗传性疾病，为了进一步确定诊断，可以采用系谱分析。遗传病的判断以及单基因、多基因的诊断是系谱分析的价值所在。若直系亲属的患病率较高，而该病的群体发病率较低，通常属单基因病，反之，则可能为多基因病。

另外，还可以通过系谱分析发现遗传性疾病的发病率，遗传特点及遗传方式。经过系谱分析有助于明确是否是遗传病、区分单基因病和多基因病、判断遗传方式，还可以对家系中每个成员的基因型进行确定、对再发风险进行预测等。

5.3.4 细胞遗传学检查

细胞遗传学检查是染色体异常综合征的主要检查手段。细胞遗传学检查是从形态学的角度出发，对染色体数目、结构等进行直观的观察，以判断它们是否出现异常。其主要检查方法如下：

5.3.4.1 染色体检查——核型分析

染色体病一般表现为多种病症的综合征，对于患有多发先天性畸形者应采取染色体检查。通过对患者的核型进行分析，是判断患者的染色体是否产生畸变的最有效的方法之一。核型分析主要包括显带核型分析及非显带核型分析两种类型。非显带核型分析主要作为判断染色体数目是否异常的检测项目，因为，非显带核型分析虽然不能完全显示染色体的形态和特征，但是能够鉴定出患者的染色体的具体数目，并且能够对畸变染色体进行定位（只能精确到相应的染色体，并不能精确到具体片段），将检查结果用核型图表示，并且能够注明诊断结果。显带核型分析是指利用显带技术对染色体进行相应的处理使其成为显带染色体，然后通过对显带染色体的分析即可找出畸变染色体发生畸变的位点，对畸变位置进行具体定位，将检查结果用显带核型图表示，并且能够注明诊断结果。

染色体检查的适应证为：①原因不明的智力发育障碍，生长发育异常，先天畸形及特殊皮纹的患者；②已生育过先天畸形或染色体异常患儿的父母；③夫妻一方或双方有染色体异常，如罗伯逊异位；④女性不孕症和原发性闭经患者；⑤有习惯性流产史的夫妻双方；⑥疑为 Down 综合征、Tuner

综合征、真假两性畸形患者；⑦疑为脆性 X 染色体综合征的患儿及其父母；⑧疑为各种标记染色体的恶性肿瘤患者；⑨男性无精子症和不育症患者；⑩ 35 岁以上的高龄产妇（产前诊断）；⑪曾接触过各种致畸物质者；⑫疑为肿瘤患者。

5.3.4.2 性染色质（包括 X 染色质和 Y 染色质）的检查

除了对于性染色体畸变的检查、核型分析外，还能进行性染色质检查，其中性染色质检查是非常简单、方便而又经济的，只需取口腔黏膜上皮细胞即可。

染色质是细胞间期核内能被碱性染料染色的遗传物质，它和染色体是同一物质在细胞周期不同阶段的两种不同存在形式。染色质主要包括常染色质和异染色质两种类型。其中，常染色质在细胞分裂期凝缩而在间期松散（成为弥散状）；而异染色质在细胞周期的任何阶段都是一直凝缩着。结构异染色质与兼性异染色质是异染色质再进一步划分的结果。其中，结构异染色质并不含有结构基因，没有什么"功能"（目前尚未发现其具体功能）；而兼性异染色质是一种只有在特殊情况下才表现为凝缩状态的异染色质，这类异染色质虽含有结构基因，但从生理上讲绝大多数基因是没有活性的。

在正常人体细胞中，只有一个正常大小的巴氏小体（女性），或只有一个正常大小的 Y 小体（男性），所以只要这两者的数目或大小出现异常，就说明这个个体性染色体数目或结构可能不正常，因而通过观察性染色质，可用来初步诊断性染色质变异所引起的疾病，如发现某个体性染色质数目或结构异常，就有必要进行进一步细致的检查。如 X 染色质阳性、Y 染色质阳性，可诊断为先天性睾丸发育不全症。因此，性染色质检查不失为一种快捷简便的方法。

5.3.4.3 染色体荧光原位杂交（FISH）

FISH 技术是于 20 世纪 80 年代中期兴起的非放射性原位杂交技术。FISH 的原理是将荧光素标记的探针与变性后的染色体、细胞以及组织中的核酸按照碱基互补配对的原则进行杂交，经过洗涤后直接检测或者通过免疫荧光系统进行检测，最后在荧光显微镜下观察，由于不同的探针标记的荧光素颜色不同，从而可以在荧光显微镜下加以区分。FISH 技术灵敏度与特异性都是极高的，能够检测出染色体微小缺失及重排，标本来源非常丰富——间期细胞、分裂中期细胞、分化或者未分化细胞甚至死亡细胞均可以被检测，并且能够迅速得到结果。由于在产前诊断中 80% 以上与临床相关的染色体异常都是常见的染色体非整倍体异常，因此，针对这几种染色体异常的 FISH 技术已广泛应用于临床产前诊断中。

5.3.5　生化检查

生化检查即利用相应的生物化学手段，对患者血清、组织液、分泌物等进行相应成分的分析，从而得出定量或者定性的检测结果，以判断是否存在异常的检查手段，目前已经成为临床上用于对单基因病诊断的首选方法。

例如苯丙酮尿症是一种代谢性疾病，由于肝中苯丙氨酸羟化酶或者其辅酶四氢生物蝶呤缺陷，从而导致血清中的苯丙氨酸浓度增高。此类患者可根据其尿液中含有苯丙酮酸作出诊断。其生化检查多采用 Guthrie 细菌抑制法，正常浓度 < 20 mg/L，经典型苯丙酮尿症 > 200 mg/L。

随着生化检测指标的逐渐改进与检测技术的不断革新，生化检测对相关疾病的敏感性越来越高，使得其在疾病诊断中发挥着越来越重要的作用。

5.3.6　皮纹分析

皮肤上某些特定部位如手指（或脚趾）、手掌（或脚掌）面具有特定的纹理表现，简称皮纹。一些先天性疾病往往具有特殊的皮纹，如 21 - 三体综合征患者通常有明显的通贯掌。由于皮纹分析简便易行、快速经济、对人体无任何损害，因此易为人们所接受。可以在发现皮纹异常后，再进一步做核型分析确诊，这也在一定程度上避免了一些不必要的检查，使医疗资源得到节约。

另外，还有应用产前诊断技术，可在胎儿出生前特别是妊娠早期，甚至在胚胎植入子宫前对孕卵、胚胎或胎儿进行适当的检查，及早了解胎儿的发育是否正常。若确认胎儿正常，则可解除孕妇及家庭的心理负担，有利于孕期保健；如果发现胎儿异常，则在获取分析资料后作出诊断，再选取止孕措施或进行宫内治疗，以达到减少遗传病患儿和畸形儿出生的目的。

唐氏综合征是我国出生缺陷疾病中发生率较高、较常见的、危害最大的先天缺陷性疾病，是导致儿童智力低下的常见原因，同时还伴有一系列的并发症状，使得家庭以及社会要背负巨大的经济与精神负担。在我国，每年新增的唐氏综合征患儿为 2.6 万左右，目前我国大约有 60 万唐氏综合征患者。每年我国投入超过 20 亿元用于唐氏综合征的治疗，但是，唐氏综合征的治愈率几乎是零。因此，减少此类患儿的出生，是解决问题的最根本方法。然而，如果对每一位孕妇都实行绒毛或羊水染色体检查，不但技术要求高、费用昂贵且对于孕妇是有创的，因此，目前这并不现实。故而生化检测的产前筛查就显示出了其优势，不但简便、经济、安全而且有效，并且孕妇更容易接受。通过产前筛查，再决定是否进行进一步的诊断，为患者是否应该接受选择性流产提供了可靠的医学证据，这样，就能有效避免此类患儿的出生，是降低出生缺陷、提高出生人口素质的切实可行的方法。

妇女妊娠后体内的激素和代谢将会发生一系列变化，随着胎儿不断生长发育，正常妇女妊娠期间血清甲脂蛋白（AFP）是呈现出一定的变化规律的。如果孕妇血清中 AFP 出现异常的增高，常提示胎儿可能存在多种先天性畸形，其中对于无脑儿和先天性脊柱裂的诊断符合率高达 98%；孕妇血清中 AFP 降低提示胎儿可能为先天愚型等。因此，血清 AFP 可作为产前诊断的重要检测项目。

鉴于我国目前的总体情况及成本因素，对唐氏综合征的筛查仍旧以孕期母血 AFP 和 free-βHCG 检测为主要的方法。AFP 是一种 α 糖蛋白，在妊娠的不同时期其合成部位不同，妊娠早期由卵黄囊分泌，中期由胎肝分泌。母血清 AFP 最佳测定时间是在妊娠的第 15～18 周。而 free-βHCG 是由合体滋养层细胞分泌的糖蛋白，它是唯一一个在妊娠早中期均有特异性的血清标记物。唐氏综合征胎儿由于胎肝脏发育不成熟，所以合成 AFP 减少和/或肾脏排泄受阻，可致母血 AFP 降低。但临床研究认为 AFP 单项检测的意义并不大，若同时结合 free-βHCG 异常升高，则对诊断有较大的帮助。

5.4 精准医学在遗传病中的临床应用

下面以血友病 A 的基因诊断为例。

血友病 A 是一种 X 连锁隐性遗传病，是由于凝血因子Ⅷ基因缺陷，造成凝血障碍。自发性出血或外伤后出血不仅是该病患者的主要临床症状，反复多次的关节出血可导致患者残疾，甚至可能危及生命。患者的出血程度与其体内的血浆凝血因子Ⅷ的水平有关，重型患者多发生自发性出血，并且出血往往较为严重。目前，该疾病尚无有效的根治方法，输注凝血因子Ⅷ制品或新鲜全血仍是患者预防和治疗出血的主要措施。血友病 A 在男性中的发病率为 1/3 000。但是随着人们生活水平的提高以及医疗水平的改进，有更多的患者能够和正常人一样生活、工作和结婚，然而，血友病患者的发病率仍然在不断升高。所以，目前对血友病 A 携带者进行检测和产前诊断，以防止携带致病基因的患儿出生，才是降低血友病 A 的发病率的根本方法。（图 5-1）

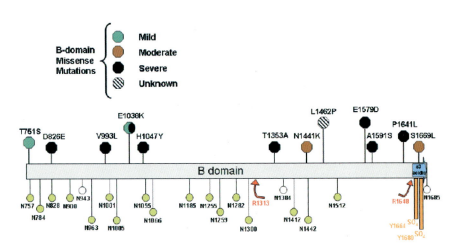

图 5-1 FⅧ B 区域的错义突变与血友病 A 的严重程度的关联

资料来源：Ogata K, Selvaraj S R, Miao H Z, et al. Most factor Ⅷ B domain missense mutations are unlikely to be causative mutations for severe hemophilia A: implications for genotyping[J]. Journal of Thrombosis & Haemostasis, 2011, 9（6）：1183-1190.

因此，我们必须积极展开 A 型血友病 A 基因诊断、携带者检测，从而防止患儿出生，降低血友病 A 的发病率。

血友病 A 的诊断方法分为直接法和间接法。直接法即 PCR 技术，间接法即家系连锁分析。直接基因诊断：检测到基因缺陷是确立诊断的直接依据。对于血友病 A 患者而言，应首先进行内含子 22 倒位的检测及内含子 1 倒位的检测。DNA 测序，在内含子 22 倒位的检测及内含子 1 倒位无信息的患者，可以使用 SF 的基因测序来明确诊断。间接基因诊断：部分直接诊断没有信息的家系，通过寻找 8F 基因内及基因外与之紧密连锁的高信息量多态性位点，结合遗传连锁分析，可以明确受检个体是否携带具有致病基因的染色体。

PCR 技术与限制性片段长度多态性（RFLP）相结合的方法：首先利用 PCR 技术对异常的 DNA 片段进行扩增，然后使用能够识别该位点的限制酶进行酶解，电泳后直接检测多态性位点的状态。LD-PCR 和 I-PCR 对内含子 22 倒位的检测更省时，能运用于血友病 A 的产前诊断。

随着"人类基因组计划"的完成和"后基因组计划"的实施，分子生物学技术将会越来越广泛地运用到基因诊断的领域。随着现代生物科学和其他学科技术的不断发展，相信在不久的将来，以基因诊断为基础的基因治疗必将成为人类治疗自身疾病的主流技术，并极大地促进人类卫生事业的进步。

5.5 遗传病的治疗

目前对遗传病的治疗主要通过以下两个方面来解决。

5.5.1 环境工程治疗

5.5.1.1 饮食控制

通过控制饮食来控制遗传病的发展是较为成功的治疗方法，因为有许多遗传病是由于基因突变后使某种酶缺乏或有缺陷，致使某一代谢过程中断，这样就必然造成某物质过多或过少。因此，当代谢发生异常，使机体重要物质缺乏时，就对其加以补充。相反，某些代谢物质大量蓄积，应限制该代谢物前身物质的摄入，以维持代谢平衡。例如，低苯丙氨酸的饮食可控制苯丙酮尿症；限制胆固醇的摄入可控制高胆固醇血症；囊性纤维化症患者通过胃肠道以外的途径补充大量的维生素，可以缓解各种维生素缺乏症状；补充胰酶可以治疗患者的消化不良症状。其他如糖尿病、半乳糖血症等均可采用类似方法来治疗。

5.5.1.2 药物治疗

药物治疗的原则为补其不足、泄其有余。例如：补充胰岛素可控制糖尿病的病症表现；肝豆状核变性患者，在限制铜摄入的同时，可用青霉胺来排除体内积贮的铜。

5.5.1.3 手术治疗

许多先天性畸形可用外科手术的方法治疗。例如：高脂蛋白血症患者可以行回肠－空肠旁路术，这样，就有效地减少了胆固醇吸收的表面积，进而使患者的高血胆固醇的情况得以缓解。

5.5.1.4 组织和器官移植

通过外科手术把有基因缺陷的组织或器官除去，再镶补上有正常基因的组织或器官。例如：镰刀型细胞贫血症患者用骨髓移植可收到一定疗效；遗传性糖尿病是由于基因突变致使胰腺产生的胰岛素不足引起的，如果采取器官移植，所植入的胰腺中有正常的基因并有该基因表达的产物，就可以治疗该病。

5.5.1.5 酶或蛋白质的补偿和诱导

例如黏多糖病患者，因缺乏相应的酶而造成黏多糖在各细胞中大量蓄积，出现骨骼畸形、关节僵直等临床症状。补充患者缺乏的酶后，其症状可显著改善。

5.5.2 基因工程治疗

基因治疗是基因工程疗法的主要组成部分，即按照人们的需要，有选择地从某一生物细胞中提取分离出某一基因，或者人工合成某一基因，然后通过运载体转移到另一种具有缺失型基因的细胞中，使其与该细胞的DNA结合，进行重组或替换，改变其遗传结构，从而达到治疗目的。美国科学家于1990年9月成功地实施了全世界首例基因治疗手术，一位患有重症联合免疫缺陷症也称腺苷脱氨酶缺陷症的4岁女孩，术前只能在隔离状态下生活，回输转有正常腺苷脱氨酶基因的T细胞治疗后，效果良好。治疗后这位患儿能正常地上学和参加课余活动。

21世纪是生物科技的世纪。随着基因科技的发展，使得人类干预基因的能力越来越强。基因治疗作为现代基因技术的特别重要的一个组成部分，可以通过对缺陷基因进行矫正、替代，以达到治疗疾病的目的。

目前，基因治疗面临着许多的困难与挑战，公众和学术界对其也是褒贬不一。但是，作为一种全新的诊断与治疗方式，它带给我们太多的震惊与惊喜，并且使我们对传统的医疗认识产生了巨大突破。相信只要我们正确对待基因治疗，严格对其进行监管，它一定会为人类的健康带来意想不到的贡献。

参考文献

[1] Lal C, White D R, Joseph J E, et al. Sleep-disordered breathing in Down syndrome[J]. Chest, 2015, 147 (2): 570 – 579.

[2] 侯岚, 高媛, 宋利. 苯丙酮尿症的研究进展[J]. 中国实用医药, 2007 (24): 116 – 118.

[3] Qi L Y, Jin C L, Lin C K, et al. Application study on inversion diagnosis of F8 gene in hemophilia A[J]. Zhonghua Yi Xue Yi Chuan Xue Za Zhi, 2007, 24 (4): 405 – 408.

[4] Weise A, Liehr T. Fluorescence in situ hybridization for prenatal screening of chromosomal aneuploidies[J]. Expert Rev Mol Diagn, 2008, 8 (4): 355-357.

[5] Johnson R C, Schoeni R F. Early-life origins of adult disease: national longitudinal population-based study of the United States[J]. Am J Public Health, 2011, 101 (12): 2317-2324.

[6] Mannucci P M, Tuddenham E G. The hemophilias—from royal genes to gene therapy[J]. N Engl J Med, 2001, 344 (23): 1773-1779.

[7] Miyazaki E A. The orthoptics of Down syndrome[J]. Am Orthopt J, 2014, 64: 12-16.

第 6 章　精准医学与药物基因组学

6.1　药物基因组学的背景

药物基因组学（药理学与基因组学的合成词）是关于遗传学在药物反应中的作用的研究，主要通过分析基因表达或单核苷酸多态性与药物吸收、分布、代谢、清除，以及药物受体靶向效应之间的相关性，来研究遗传的或后天获得的基因变异对患者的药物反应的影响。药物基因组学有时又称为遗传药理学。虽然这两个名称都与基于遗传影响的药物反应有关，但遗传药理学更着重于单药物 – 基因相互作用，而药物基因组学则包括全基因组相关性分析，结合了基因组学和表征遗传学，并考虑多个基因对药物反应的影响。

药物基因组学的目标是发展基于患者的基因型来优化药物治疗的方法，以获得最好的疗效及最小的副作用。在药物基因组学的帮助下，药物治疗有望脱离以往的所有患者都使用同一剂量的治疗模式。而且，药物基因组学还可以避免反复试验的处方方法，使得医生可以考虑到患者的基因及其功能，以及它们如何影响患者目前和/或以后的治疗的疗效。此外，在某些情况下，药物基因组学也可以为过往治疗的失败提供解释。这种方法有潜力发展成为"个性化医疗"。在个性化医疗中，可以根据每个患者独特的基因组成来优化药物组合。不管是用于解释患者对某种治疗的反应，还是作为一种预测工具，药物基因组学都可以提供更好的治疗效果、最小化的药物毒性和不良药物反应（ADR）。对于对某种治疗无反应的患者来说，可以及时转用更适合他们的治疗方式。基于药物基因组学的用药建议可以根据两种数据来提供：基因型或全基因组测序。测序能够提供更多的数据，包括突变的检测等。

6.2 药物基因组学与精准医学

根据 NIH 于 2011 年委托美国国家科学研究委员会撰写的题为《走向精准医学》的报告，精准医学是指基于"将人群分类为以对某种特定疾病的易感性或对某种特定疗法的反应来区分的亚群的能力"而"根据每个患者的个体特征来调整医学治疗"。该报告指出："走向个性化医疗要求研究者和医护人员可以获得数量庞大的与个体患者关联的健康或疾病相关数据。"前提是准确的诊断带来高效的靶向治疗并提高健康水平。此外，该报告还鼓励基于人群的新研究模式，这种研究模式利用电子健康记录，其中的临床数据可与分子数据相关联，以作为一种符合成本效益的整合分子、临床和环境数据的方法。

药物基因组学是指将来自人类基因组的信息用于预测药物作用和患者反应。到目前为止，药物基因组学上的重要成果包括变异（常见的和罕见的）的发现、对功能的机制的理解，以及在重要的药物基因（pharmacogene）中发现的序列变异的临床影响，如与药物分子吸收和转运（氧化代谢、接合、运输、排出等）相关的酶或蛋白质。这些过程共同形成了血药水平，可以用药物动力学（pharmocokinetics）模型来描述。另一些重要的药物基因包括熟知的药物作用的标靶（如肾上腺素受体、多巴胺能受体、嘌呤能受体、离子通道），以及其他健康和疾病调节基因（如维生素 K 氧化还原酶或 HMG Co-A 还原酶、肿瘤抑制基因的产物，以及主要组织相容性复合体）。这些过程共同形成了药物动力学（pharmocodynamics），并在作用位点处的浓度足够的前提下决定药物效应。数据库 PharmGKB 提供了一系列非常重要的药物基因。美国食品药品监督管理局维护的"药物标签中的药物基因组学生物标记表"列出了接近 150 种不同药物的标签中的药物基因组学生物标记。临床遗传药理学实施联盟（CPIC）系统地描述了具有已知临床应用的基因-药物组合，并基于对实验证据的评估，就这些信息在医疗实践中的应用提供了具体建议。（表6-1）

但是，与疾病的病理学或表现形式一样，药物基因组学要比单基因-药物相互作用更复杂。转录子的产生和稳定性的调节性控制、蛋白质的表达以及蛋白质的修饰都可发生变异。各种蛋白质协同作用并形成路径，路径与其他信号分子相互作用以分享信息及恢复动态平衡。诸如耐药性、快速抗药反应以及受体的上调或下调等动态药理学现象构成了药物反应的一

表6-1 根据基因靶点选择治疗药物

Marker	Drug	Cancer	Ref.
MSI	5-Fluorouracil	Colorectal	63-65
MGMT	Alkylating agents	Glioma	91
TOPO2A	Anthracyclines	Breast	92
ERCC1	Platinum agents	NSCLC	93
RRM1	Platinum agents	NSCLC	93
Tau	Taxanes	Breast	94.95

MGMT: methyl guanine methyl transferase; ERCC1: excision repair cross-complementing 1; RRM1: ribonucleotide reductase M1.

资料来源: Duffy M J, Crown J. Precision treatment for cancer: role of prognostic and predictive markers [J]. Crit Rev Clin Lab Sci, 2014, 51 (1): 30-45.

部分。这些信息遗传编码在宿主基因组中，并受到其他因素（如健康和疾病、年龄和生理机能、环境和饮食）和其他药物相互作用的影响。宿主微生物群系（细菌基因组群）也可以影响药物作用；寄宿肠道微生物的解离导致的肝肠循环延长了药物效应。此外，药物疗法的选择应关注任何其他寄宿基因组的存在，如肿瘤或传染源。在过去的10年中，癌症的治疗已能够根据肿瘤的特征来调整。例如，在发现曲妥单抗干扰HER-2之后，开发了许多以过度活跃EGFR为标靶的药物，如吉非替尼和厄洛替尼。通常这些药物与能够识别存在的特定体细胞突变的诊断一起获得批准。理解所有有关的遗传和临床因素对预测药物反应是至关重要的。

随着科学技术的进步，出现了与电子健康记录关联的安全的数据储存方法，为医疗应用收集整个或部分基因组序列信息也变得越来越常见。可以预见，在不久的将来，这将成为常规预防和/或诊断临床数据收集的一部分。可以想象，关于药物发现的研究将超越基因组测序而包括正在涌现的其他综合性的信息。单细胞测序技术正在揭示过往未被怀疑的跨越种系的组织和细胞特异性差别。现代研究手段使得研究者可以收集其他类型的信息，例如：转录物组学（整组RNA转录子，在某个时间点可反映丰度和稳定性）、表观基因组学（DNA序列的指导性标记或修饰）、蛋白质组学（蛋白质的完全补充及其相关修饰）、代谢物组学（整组小分子 < 1 500 MW）、

脂质组学（整组脂质分子）以及微生物群系（寄宿微生物群的总基因组）。这种多维方法的研究应用的前景已唾手可得。对各种庞大数据的获取和整合揭示了需要面对的多种挑战，其中包括收集数据及元数据组、使数据标准化和统一化、质量控制和数据清理，以及数据的处理、分析和解释。对精准医学中的具体应用来说，信息处理需要考虑但不限于以下方面：为研究目的而收集的数据与临床医疗保健用的数据之间的差别、临床数据与电子健康记录之间准确而适当的关联、稳定而安全的数据存取、不同数据组的组合及合并、歧义及矛盾数据的消解，以及用于确定治疗反应的对数据组的生物学和医学解释。此外，单个或多个序列（或标记或谱）的变异的影响并不总是可预测的；理想的数据挖掘及模型将会揭示关键因素或模块的影响，这将成为未来数据密集型方法所提供的推荐的基础。

因此，药物基因组学是精准医学的重要元素，但并不是其全部。个性化和预测性医学的实践包括可用于发现、理解和应用由分子手段获得并与医疗历史和健康记录相关联的数据的所有方法。与所有患者都使用同一剂量的治疗模式相比，这种新模式将带来更高的效率和成本效益、获得更好的药效以及避免不良副作用。正如上述"走向精准医学"所述，"将对疾病的分子机制的研究与个体患者的临床数据整合起来可以促进对疾病的更准确的分类的发展，并最终改善诊断和治疗"。

6.3　药物基因组学在精准医学中的应用

基因和药物研究增加了我们对个体药物反应的遗传基础的理解。药物基因组学的目标是发展对患者进行个性化治疗的策略，以通过对人类基因组变异性及其对药物反应的影响的认知来优化治疗效果。药物基因组学研究本质上是转化性，它涵盖的范围从基因型－表现型关系的发现到为临床影响提供证据的临床试验。药物基因组学的进步为随后在个体患者中的临床应用提供了巨大的潜力；然而，药物基因组学研究成果转化成临床实践的过程是缓慢的。将药物基因组学成功地进行临床实施的关键因素包括对药物基因组学测试结果的一致解读、基于测试结果进行处方的临床指引，以及基于认知的决策支持系统。

对于临床医学来说，这是一个激动人心的时代。对许多常见疾病的治疗已取得了长足的进步，而这部分是由于对疾病的生物学及病理学的认知的进步。由于人们使用越来越多的药物疗法来治疗疾病，越来越明显的是，

第 6 章　精准医学与药物基因组学

大部分药物及其剂量在不同患者中有不同的效果。某种特定疗法可能对某些患者有效并产生严重的不良作用，而在其他患者中却没有任何毒性或疗效上的反应。大量的证据表明，个体的基因组成是造成这种结果的主要因素，它导致了药物分布和效果的差异性中的 20%～95%。药物基因组学研究的是药物 - 代谢酶、受体、转运子和标靶的基因变异，以及这些基因变异如何相互作用以产生药物相关的表现型，如药物反应或毒性。此外，遗传标记可揭示新型药物标靶或修饰剂，并用于对患者的疾病进行功能性分类，从而影响治疗的设计。虽然"遗传药理学"和"药物基因组学"经常互换使用，但"药物基因组学"越来越多地用于描述对与基因组变异（先天遗传的、后天获得的或者两者皆有）有关的药物反应的研究。本节中我们将"药物基因组学"用于单基因和多基因模型。药物基因组学的进步为其临床应用提供了巨大的前景，以改善个体患者的治疗效果。药物基因组学的宗旨是发展个性化医疗策略，其目标是通过对人类遗传变异及其对药物反应影响更好的理解来优化疗效和安全性。

6.3.1　目前药物基因组学研究的状态

与多种疾病相关的基因和药物的研究增加了我们对个体药物反应的遗传基础的理解。已研究的常见的遗传变异包括单核苷酸多态性（SNP）、基因组插入及删除以及基因拷贝数变异（CNV）。SNP 是最常见的遗传序列变异，构成了人类基因组变异的 90%，每 100～300 个碱基对中就有 1 个。但是，平均来说，CNV 造成的基因组变异的区域大于 SNP；正常个体中带有 4 Mb 的 CNV。目前还不清楚 SNP 和 CNV 中哪一个在药物基因组学中比较重要，但很有可能两者都有作用，且在不同表现型结果中有不同程度的作用。药物基因组学确定了导致个体患者药物敏感性、耐药性和毒性的基因；它还确定了不同个体中这些基因的表达和功能上的差异的原因，包括 microRNA、DNA 甲基化、拷贝数和单核苷酸差异、先天遗传或后天获得的单核苷酸变异（SNV）的作用。据估计，人类有大约 700 万少数等位基因频率大于 5% 的 SNP。罕见变异对药物基因组学的重要性正越来越获得认同。在同一个区域的 DNA 中发生的 SNP（通常距离 <50 kb）通常作为单倍型被同时继承。人类基因组可视为由具有低连锁不平衡（LD）及低伴随遗传水平的区域隔开的具有高 LD 的单倍型区块（具有高伴随遗传水平的区域）。因此，在强 LD 区域中并与疾病或药物反应相关的 SNP 可确定易感性基因或功能性 SNP 在染色体上的位置，虽然这些 SNP 本身并不造成表现型。肿瘤药物基

因组学为研究和成果的转化带来了额外的挑战，因为在选择候选基因时必须同时考虑种系和体细胞突变。肿瘤细胞带有与正常细胞相同的种系基因多态性（除非肿瘤体细胞获得了基因组删除）；但是，肿瘤细胞较高的基因组不稳定性可导致额外突变的频率升高或者增加遗传变异等位基因的拷贝数。这些基因组变化可包括获得染色体的额外拷贝，这些拷贝带有编码药物代谢酶或药物转运子的基因，它们可导致活性药物在肿瘤位点的分布的变化。在过去几十年中，已获得了大量关于与多种癌症中的肿瘤发展相关的体细胞分子变异的信息。这些信息带来了标靶肿瘤疗法的开发，例如以 BCR/ABL-1 融合转路子为标靶来治疗费城染色体阳性慢性骨髓性白血病或急性淋巴性白血病。药物基因组学的长期目标是将与药物反应的遗传基础相关的研究成果转化成对个体患者更有效且毒性更低的疗法。值得庆幸的是，如果我们能够对人体基因组进行准确的测序，我们只需要对每个患者进行一次测序，该测序的结果便可终生用于指导用药，因此，这有望成为一种成本效益极高的诊断工具。

6.3.1.1 药物基因组学相关基因

（1）细胞色素 P-450 酶（CYP）。CYP 异构酶超级家族是最重要也是研究得最多的具有临床相关基因多态性的代谢酶。在这个异构酶超级家族中，已确定了 57 个不同的 CYP 基因和 58 个假基因，根据它们的氨基酸序列的相似性，它们被分为 18 个家族以及 44 个亚家族。这些基因和假基因中的 42 个涉及外源物质和内源物质的代谢，如类固醇和前列腺素的代谢，15 个涉及药物在人体中的代谢。

编码 CYP 的基因具有高度多态性，这导致了几个异构酶的功能性基因多态性，包括 CYP2A6、CYP2B6、CYP2C9、CYP2C19、CYP2D6 以及 CYP3A4/5。这些 CYP 多态性造成了基因删除、导致过早终止密码子或连接缺陷的有害突变氨基酸改变以及基因复制。根据酶活性的差异将患者分类为 4 种表现型：①弱代谢者（PM）。具有缺陷或删除等位基因，酶活性消失。②中度代谢者（IM）。具有 1 个有效等位基因和 1 个缺陷等位基因，或 2 个部分缺陷等位基因，具有低酶活性。③强代谢者（EM）。具有 2 个有效等位基因及正常活性。④超快代谢者（UM）。具有复制或扩增基因变体，导致具有 2 倍或多倍有效等位基因以及极高酶活性。

（2）非 CYP-450 药物代谢酶。许多非 P-450 酶中的基因多态性也在许多药物的代谢和清除中发挥作用。其中，已对 UDP-葡萄糖醛酸基转移酶（UGT）、硫嘌呤甲基转移酶（TPMT）、二氢嘧啶脱氢酶（DPD）、N－乙酰转移酶（NAT）和谷胱甘肽－S－转移酶（GST）进行了表征及临床相关研究。

(3) UDP－葡萄糖醛酸基转移酶（UGT）。UGT 广泛分布于人体的肝、肾、胃肠道以及各种腺体组织，催化底物与尿苷二磷酸葡萄糖醛酸基（UDPGA）结合，使其亲水性增加，利于从体内排出。在 9 个 UGT1A 酶中，研究得最多的是 UGT1A1。UGT1A1 基因的启动子区域中的一个多态性导致产生（TA）TAA 等位基因即 UGT1A1∗28，其使 UGT1A1 的转录活性降低 35%，并使其酶活性低于野生型（TA）TAA 等位基因。另一个 UGT1A1 多态性，外显子 1 中具有 c.211G>A SNP 和 p.G71R 取代的 UGT1A1∗6，已被证实与酶活性降低有关。虽然∗28 变体在高加索人（29%～40%）和非洲人（36%～43%）中比在亚洲人（13%～16%）中常见，∗6 变体只存在于亚洲人中，其出现频率为 16%～23%。

(4) 巯基嘌呤甲基转移酶（TPMT）。TPMT 是一种特异性催化杂环类和芳香类化合物的巯基甲基化反应的细胞内酶。虽然已确定了 TPMT 基因的超过 20 中变体，但研究得最多的 3 种是 TMPT∗3A（活性消失）、TPMT∗2（活性降低）、TPMT∗3C（活性降低），其中∗3A 最常见。高加索人中的 10% 和 0.3% 分别是这些突变等位基因的杂合子和纯合子。TPMT 调节硫嘌呤药物的失活，包括硫鸟嘌呤、6－巯基嘌呤及其前体咪唑硫嘌呤。与具有野生型等位基因的患者相比，TPMT 突变等位基因的纯合子或杂合子具有高得多的细胞毒性硫嘌呤核苷酸水平，并且在使用标准剂量的硫嘌呤药物进行治疗时发生严重毒性的风险较高。例如，无 TPMT 活性或 TPMT 活性低的患者只能耐受标准 6－硫嘌呤剂量的 5% 或 50%。

(5) 二氢嘧啶脱氢酶（DPD）。DPD 为一种含 1 025 个氨基酸的蛋白，由定位于染色体 1q22 的 DPYD 基因编码，是嘧啶类分解代谢的起始和限速酶。DPD 调节 5－氟尿嘧啶（5-FU）的代谢，DPD 基因中的基因多态性导致 DPD 缺陷表现型，其总体频率为 3%～5%。在已知的与用 5-FU 治疗的患者的 3 级和 4 级毒性相关的 SNP（c.2846A>T，c.1679 T>G，c.85T>C，以及 c.IVS14t1G>A）中，内含子 14 中的 G>A 突变使得一个蛋白丧失催化活性。变体 IVS14t1G>A 的纯合及杂合载体的活性分别为完全消失和正常 DPD 活性的 50%，并且具有显著的与 5-FU 相关的毒性，有时甚至是致命的。

(6) N－乙酰转移酶（NAT）。乙酰化能力的基因多态性早在 50 多年前已有报道。当时，在参与抗结核药异烟肼的临床试验的患者中发现了 2 种不同的表现型：快速乙酰化者（RA）和慢速乙酰化者（SA）。随后，这种表现型上的差异被发现与 NAT1 和 NAT2 酶活性相关，这两种酶分别有 NAT1 和 NAT2 基因编码。但是，引起芳香胺和肼的乙酰化的主要是 NAT2 酶。NAT2 的多态性产生超过 10 中 NAT2 等位基因，其中 NAT2*4 被报道为野生型等位基因，主要的变体等位基因有：NAT2*5，带有 c.341T>C SNP，导致 p.I114T 氨基酸改变；NAT2*6，带有 c.590G>A SNP 及 p.R197Q 取代；以及 NAT2*7，带有 c.857G>A SNP 及对应的 p.G286E 取代。这 3 种变体等位基因导致了大部分的 SA 表现型。SA 的流行率在不同人种中有显著的差别：在阿拉伯人中为 90%，在高加索人中为 40%～60%，而在东亚人中为 5%～25%。

（7）谷胱甘肽-S-转移酶（GST）。GST 是谷胱甘肽结合反应的关键酶，催化谷胱甘肽结合反应的起始步骤，主要存在于胞液中。人类细胞溶质酶 GST 家族包括至少 17 个基因，它们分为 7 类：a、m、p、s、q、z 和 u。其中，最重要的基因是 m 类的 GSTM1、q 类的 GSTT1、p 类的 GSTP1 以及 a 类的 GSTA1。GST 基因同时具有纯合删除多态性和 SNP。基因删除产生 GSTM1*0 和 GSTT1*0 以及 GSTM1 和 GSTT1 酶功能的丧失。据报道，在缺少 GSTM1 基因的高加索人和非洲人中发生的频率分别为 42%～58% 和 27%～41%，而在缺少 GSTT1 基因的高加索人中发生的频率为 2%～42%。

药物转运基因中的多态性：膜转运载体存在于许多内皮和上皮屏障处，包括血脑屏障（BBB）、肠上皮细胞、肝细胞和肾小管细胞。通过促进将药物排泄到胃肠道、胆汁、肝脏、肾脏中，以及通过限制穿过 BBB 的药物的量，这些膜转运载体在保护人体免受有毒外源物质侵害方面发挥重要的生理作用，并且最近已发现，它们是药物分布和反应的重要决定因素。这些药物转运载体大致上可分为 2 组：流出腺苷三磷酸结合盒［ABC，以前称为多药物抗性（MDR）］转运载体家族，以及摄入溶质载体（SLC）家族。人类 ABC 转运载体家族中共有 49 个成员。根据其氨基酸序列的同源性，它们又可分为 7 个亚家族。在所有的 ABC 转运载体中，较为人所知的是 ABCB1 ［P 糖蛋白（Pgp）或 MDR1］、ABCC1 ［多药物抗性（MRP1）］、ABBC2 ［多药物抗性（MRP2）］以及 ABCG2 ［乳腺癌抗性蛋白（BCRP）］。SLC 家族有 360 个成员，它们分为 46 个亚家族。较为人所知的 SLC 转运载体是有机阴离子转运多肽（OATP）、有机阳离子转运载体（OCT）以及有机阴离子转运载体（OAT）。已经发现了一些编码这些药物转运蛋白的基因的变体（www.pharmGKB.org），它们影响这些转运蛋白的表达、底物特异性和/或固有转运活性,并最终影响许多药物底物的分布、效果和安全性。

药物标靶基因:药物基因组学的研究包括药物对人体的生化及生理影响,以及药物浓度与药效之间的关系。药物通过与多种类型的蛋白质的相互作用而发挥效应,这些蛋白质包括细胞表面受体(如 b - 肾上腺素和 5 - 羟色胺受体)、酶(如维生素 K 环氧还原酶复合物、单磷酸腺苷激活蛋白激酶),以及离子通道蛋白质(如钠钾通道、上皮钠通道)。此外,药物反应的引发还涉及许多标靶蛋白下游的细胞内信号蛋白。影响药物标靶或细胞内信号蛋白的活性或表达的基因变异可为药物反应带来显著的变化。

6.3.1.2　药物基因组学研究方法

(1) 候选基因研究。药物基因组学的早期进展来源于对编码药物代谢酶的基因的小型候选基因研究。这些研究关注一个或多个候选基因中的一个 SNP 或 SNP 组合对治疗的影响。其中,研究得最透彻的基因型 - 表现型关系之一是硫嘌呤甲基转移酶(TPMT)基因,及其对急性淋巴细胞白血病和免疫调节的硫嘌呤疗法的影响。TPMT 催化硫嘌呤的 S - 甲基化,从而调节造血细胞中的细胞毒性硫鸟嘌呤核苷酸(TGN)和无活性代谢物之间的平衡。已对 TPMT 基因中的多态性进行了表征。有研究显示 TPMT 药物基因组学的临床意义在于,TPMT 基因型或表现型可用于鉴别在硫嘌呤疗法后具有产生造血细胞毒性的高风险的患者。另一个候选基因是肝细胞色素 P450 基因 CYP2D6,它催化许多药物的代谢。一种代谢与 CYP2D5 基因型或表现型强烈相关的药物是止痛剂可待因,它是一种前药,必须被 CYP2D6 激活为类鸦片激动剂吗啡;因此,可待因的药效和安全性受到 CYP2D6 多态性的影响。药物疗效不只受到药物代谢基因中的变异的影响,还受到编码药物受体、转运载体和药物标靶的基因中的多态性的影响。例如,华法林的分子标靶中的一种常见的启动子变异(VKORC1)强烈地影响个体患者所需的剂量水平。VKORC1 编码华法林的标靶酶是维生素 K 环氧还原酶复合物。VKORC1 的变体与华法林敏感性和剂量需求降低显著相关。药物基因组学也显示,一些转运载体也与药物的动力学或药效有关。例如,ABCB1 基因中的一个同义 SNP 与可获得的最高地高辛浓度相关。类似地,转运载体 SLCO1B1 中的多态性与几种表现型相关,包括斯伐他汀诱导的肌病风险的增加、与甲氨蝶呤相关的胃肠毒性,以及细胞周期蛋白依赖激酶抑制剂黄酮吡醇的分布。传统的候选基因方法的缺点是,必须首先了解要研究的疾病或表现型的生物学机理。这可导致"信息瓶颈",即有意义的基因组特性涉及的候选基因的确定限制了发现。因此,广泛方法(如全基因组相关性研究或全基因组测序）可能更适合于复杂疾病的药物基因组学研究，这种疾病的病因背后的分子机理还未被揭示，并且其基因组成因很可能是多基因的。

（2）全基因组相关性研究（GWAS）和药物基因组学。自从"人类基因组计划"完成，就出现了可用于客观地鉴定与某种表现型相关的基因的全基因组分析平台。"国际单体型图计划"协作组、"1 000 基因组计划"协作组产生的数据以及高通量测序技术的出现极大地扩展了药物基因组学研究的可能性。"国际单体型图计划"构建了一个高密度的人类基因组单体型图，为研究复杂表现型（如不同种族或人种中的药物反应）提供了重要的工具。于2008 年启动的"1 000 基因组计划"是一个国际性的公共－私人协作组，其目标是建立一个人类基因变异的详细地图，最终将包括来自全球 26 个人种的 2 600 个人的基因组数据。在遗传流行病学中，返基因组相关性研究（GWA 研究或 GWAS）也称为全基因组相关性研究（WGA 研究或 WGAS）或共有变体相关性研究（CVAS），它研究的是不同个体中共有的基因变体，以确定某种变体是否与某个特征相关。GWAS 通常关注 SNP 与重大疾病之间的相关性。

这类研究通常比较 2 组参与者的 DNA：患有某种疾病的人（案例）和相似的但不患有该疾病的人（对照）。这种方法称为表现型优先法，即参与者是按他们的临床表现来分类的，这与基因型优先法不同。每个人提交一份 DNA 样本，使用 SNP 阵列读取其中的数以百万计的基因变体。如果一种变体（一个等位基因）在某种疾病的患者中出现的频率较高，则该 SNP 被称为与该疾病"相关"，并且认为相关 SNP 界定了人类基因组中的一个影响该疾病的风险的区域。与只测试一个或几个基因区域的方法不同，GWA 研究搜索整个基因组。因此，这种方法被称为非候选基因驱动的，而不是特异候选基因驱动研究。GWA 研究鉴别 DNA 中与某疾病相关的 SNP 或其他变体，但他们本身并不能确定哪些基因引发了该疾病。

第一个成功的 GWAS 报道于 2005 年，研究了患有老年性黄斑变性的患者。该研究发现了 2 个 SNP 具有与健康对照组显著不同的等位基因频率。截至 2011 年，已测试了数以十万计的个体，对超过 200 种疾病和特征进行了超过 1 200 个 GWA 研究，发现了接近 4 000 种 SNP 相关性。有批评认为，某些 GWA 研究省略了重要的质量控制步骤，因此这些研究的发现是不可靠的，但近期的文献已解决了这个问题。

GWAS 方法已被成功地应用在药物基因组学中。某些研究证实了先前的结果，例如CYP2C19变体与氯吡格雷的抗血小板效果降低的相关性，以及CYP2C9和VKORC1变体与华法林剂量需求的相关性。另外，有些研究发现了新的相关性，例如白细胞介素15基因中的SNP与急性白血病中的抗白血病药物的分布的相关性。此外，一项针对多发性骨髓瘤患者中的二碳磷酸盐诱导颚骨坏死的表现型的GWAS发现CYP2C8中的SNP可能增加发生颚骨坏死的风险。GWAS在理解复杂药物反应表现型的遗传基础方面取得了突破。然而，GWAS只能视为第一步，因为这些研究发现的与特定表现型相关的SNP并不一定是引发该表现型的变体，引发某种表现型的变体只能通过全面测序和功能性分析来确定。（图6-1）

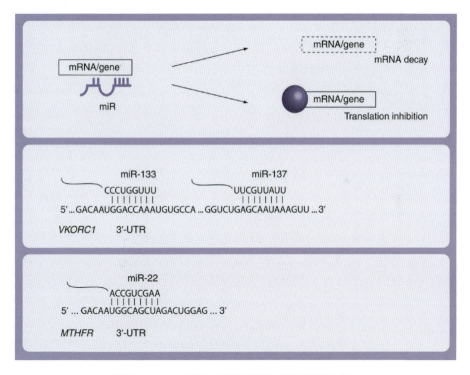

图6-1 microRNAs可调节药物相关基因的表达

资料来源：Shomron N. MicroRNAs and pharmacogenomics[J]. Pharmacogenomics, 2010, 11 (5): 629-632.

6.3.2 药物基因组学测试转化的障碍

医生在临床实践中应用药物基因组学时面临许多挑战，结果导致他们在处方药物时往往未能得知患者的基因型。例如，虽然已有充分的证据表明可待因对 CYP2D6 弱代谢者不大可能有止痛效果，而在超快代谢者中产生毒性的风险则较高，但可待因仍然在处方提供给 CYP2D6 基因型未知的患者。阻碍药物基因组学的广泛应用的原因有很多，其中包括医生缺乏药物基因组学的培训。最近，美国的几项对药剂师和医生的调查都显示，他们中的许多人认为自己缺乏药物基因组学方面的培训。据报道，他们缺乏的知识包括：有哪些测试是可用的，如何获得它们，如何解读测试结果及将其应用到患者的治疗中。有趣的是，调查结果显示，如果一个医生了解可用的测试及其应用，并且在正式教育中接触过药物基因组学，他/她通常会更早地采用药物基因组学测试。将药物基因组学应用到常规临床实践中的另一个阻碍是成本。在当前的经济环境中，节省成本是患者和医护人员都会优先考虑的因素。最近几个评估药物基因组学的临床可靠性和实用性的研究的结果，为基因测试的报销和应用药物基因组学的投资提供了诱因。其中一个这种合作发现，对首次使用华法林的患者进行 CYP2C9 和 VKORC1 基因分型，能够将由于出血或血栓栓塞而入院的风险降低 43%。使成本效益分析复杂化的其中一个因素是基因测试本身的成本。随着，科学技术的进步，在患者的基因组中检测变体的速度持续增加，而成本持续降低。由于预期基因分型的成本将越来越低，有评论认为任何成本效益分析都应该将基因分型的成本视为可忽略的。以前的效益分析使用了比现在高得多的成本数字，因此很可能低估了临床药物基因组学的成本效益。将来，药物基因组学测试的成本将从基因分型的成本转移到负责解读测试结果、制作临床报告以及监管技术的人员的成本。临床相关基因及其变体的数目快速增长，很快就会超过医生的记忆容量或将它们整合到临床决策中的能力。幸运的是，通过采用电子医疗记录，可以减少报告、组织和解读复杂的药物基因组学测试结果的困难。随着更多复杂的治疗反应的多基因预测物被确定，医生在临床实践中将会越来越依赖于功能强大的决策支持工具来实施新的测试方案。即使基因测试结果交到医生手中，是否能对结果进行一致的解读也是个问题。星号等位基因命名法的发明就是为了标准化细胞色素 P450 基因的多态性的命名，其中一个独立的星号等位基因表示一个单一的基因变体或单倍体（www.cypalleles.ki.se）。然而，随着新的变体持续地被描述和报道，转换到星号等位基因命名法本身也可能有问题。对许多已完整表征的并且具有大量人群频率关联数据的药物基因（如 CYP2D6、CYP2C19、CYP2C9、TPMT）来说，指定可能的双倍体或特定基因变体组合是可能的,这推动了星号等位基因命名法在基因组变体的命名中的使用。由于最常见的等位基因的功能已被描述,可为每个患者预测表现型,并用于临床建议中。随着支持基于基因的剂量的证据的增加,有人正在推动发展基于特定药物基因组学测试的同行评议公共指引,以用于药物的剂量或选择。

6.3.3 传统治疗性药物监测与药物基因组学:它们是互补的吗?

传统的治疗性药物监测(TDM)的实践始于约40年前。国际治疗性药物监测及临床毒理学会是这样定义治疗性药物监测的:治疗性药物监测是指在实验室中进行的对某个参数的测量,在正确的解读下,其结果直接影响处方过程。TDM通常的方式是测量处方药物的血清或血浆浓度,但也有一些实验室测试(如凝血素时间国际标准比率)可用于监测指定患者中的药物疗效。

药物基因组学(PGX)可视为药理学的分支,它主要研究基因变异对患者对某种药物的反应的影响。TDM和PGX测试都是基于临床实验室的支持药物疗法的方法。大多数医院实验室提供TDM作为常规测试,而目前PGX在美国和其他国家都仅在少数大型医学中心中提供。然而,虽然传统TDM可以实现对某个患者进行个性化用药,但这种方法无法在治疗开始之前就确定患者对某种药物是否有反应,或者患者代谢某种药物的效率如何。目前TDM对许多药物的治疗期间的患者管理来说是足够的,但对某些药物或某类药物来说,PGX测试可以提供更有意义的信息以优化治疗。

虽然PGX的前景广阔,但目前TDM在临床实践中仍较广泛地使用。但是,今后个性化医学的进步很可能导致PGX和TDM整合成为互补的信息来源。PGX最重要的应用之一是它能够前瞻性地评估患者从某种药物获得疗效或产生毒性的概率。除了几个PGX研究在临床实践中的初步整合的例子之外,传统TDM在患者的个性化用药中的应用要广泛得多。然而,在某些临床领域中,这两种个性化医学方法已开始融合成为一种更全面的提供优化治疗的手段。

6.3.4 药物基因组学的网络资源

6.3.4.1 FDA 遗传药理学网站

药物基因组学是基因组研究的重要组成部分,它对临床实践的好处在于患者的基因型可以帮助医生更好地选择药物、避免不良药物反应或者处方合适的剂量。因此,FDA设立了一个专门网站(http://www.fda.gov/

drugs/scienceresearch/researchareas/pharmacogenetics/），这个网站提供药物的基因组生物标记以及关于药物剂量和不良药物反应的其他信息。建议的生物标记包括体细胞或种系基因变体、表达变化、功能缺陷以及染色体异常。该网站包括一个药物列表和 FDA 批准的药物基因组学生物标记标签。目前，这个列表中的 158 种药物中有 87 中带有各种药物基因组学信息的标签。

6.3.4.2 药物基因组学知识库（PharmGKB）

PharmGKB 是一个对公众开放的在线知识库，其功能是对关于人类基因变异对药物反应的影响的知识的聚集、管理、整合以及传播。它由美国 NIH 的国家普通医学科学研究所（NIGMS）资助，是 NIH 药物基因组学研究网络（PGRM）的一部分。自 2000 年启动以来一直由斯坦福大学管理。PharmGKB 的网站上有许多不同类型的 PGX 相关信息。PharmGKB 有基因变体（包括 SNP 和单倍型以及一些拷贝数变异及插入缺失）、基因、药物、表现型（包括疾病和副作用）以及 PubMed ID（PMID）的 PGX 内容。

PharmGKB 的主要目标是帮助研究者理解人体中的基因组成如何影响他或他对某种药物的反应。为了达到这个目标，PharmGKB 管理来自主要文献的 PGX 信息，并将其储存在知识库中。这些信息可以被聚集，以便 PharmGKB 识别一致的基因变体 – 药物反应相互作用。由大量证据支持的变体 – 药物相互作用便可被考虑用于临床应用。为了更好地利用具有充分 PGX 文献证据的案例，PharmGKB 参与建立了临床药物基因组学实施协作组（CPIC）。这个组织的功能是为医生建立和传播同行评议的、免费的、基于基因型药物剂量指南。PharmGKB 也与多个国际协作组织合作，如国际华法林药物基因组学协作组（IWPC）和国际氯吡格雷药物基因组学协作组（ICPC），以促进大型 PGX 数据库的合作和分析。

6.3.4.3 CPIC

CPIC 于 2009 年由药物基因组学研究网络（PRN）和 PharmGKB 共同建立。CPIC 的目标是提供详细的基因 – 药物临床实践指南，以促进遗传药理学研究在临床实践中的整合。CPIC 收集各层次的科学证据，由生物学研究到临床研究，并对其进行评估及将其整合到指南中。一个 CPIC 指南就是一个综合性证据系统，它将基因型和表现型联系起来，包括认定基因型与表现型相关的规则、根据基因型或表现型处方药物的规则以及证据的强度。到目前为止，CPIC 已收集了所有 CPIC 层次的 174 种基因/药物配对，包括 63 个基因和 132 种药物。

6.3.4.4　PHARMACO-GENDIA——药物基因组学测试资料库

PHARMACO-GENDIA 提供用于确定每个患者对药物的反应或发生不良药物反应（ADR）的基因易感性的基因测试。这些药物基因组学测试指导医生以正确的剂量处方正确的药物，以实现效果更好以及副作用更少的个性化用药。PHARMACO-GENDIA 是 GENDIA（基因诊断网络）的一部分，GENDIA 是一个全球遗传实验室网络，目前提供超过 2 000 种不同的基因测试，包括针对超过 1 200 个基因的分子测试。

6.3.4.5　Genetic Testing Registry（GTR®）——基因测试信息资料库

Genetic Testing Registry（GTR®）提供空间以供服务提供者自愿提交基因测试信息。信息的范围包括测试的目的、方法、可靠性、测试效果的证据、以及实验室联系方式和证书。GTR 的首要目标是推进公众健康以及对健康及疾病的遗传基础的研究。基因测试涉及人类染色体、脱氧核糖核酸、核糖核酸、基因和/或基因产物（如酶和其他类型的蛋白质），主要用于检测与疾病和健康相关的遗传性或体细胞突变、基因型或表现型。

6.3.4.6　CancerGEM KB——癌症基因测试资料库

美国疾病控制与预防中心（CDC）公共卫生基因组办公室与 NCI 癌症控制和人口科学部合作推出了 CancerGEM KB（基于癌症基因组证据的医药资料库）。CancerGEM KB 是一个面向对癌症治疗和预防中的基因组信息的使用感兴趣的研究者、公共卫生专业人士、政策制定者以及医疗服务提供者的在线资源。CancerGEM KB 客观地收集并及时地传播癌症人类基因组流行病学信息（基因相关性、基因-环境相互作用以及基因流行信息）以及积累的关于癌症基因组测试转化为临床和公共卫生实践的证据。CancerGEM KB 还通过 *PloS Currents Evidence on Genomic Tests* 提供基因组测试的概要信息，*PloS Currents Evidence on Genomic Tests* 是一份开放式期刊，内容主要是对基因测试的可靠性和实用性的证据的系统性的评论和结构化的概述。

6.3.5　临床药物基因组学测试的应用实践

6.3.5.1　华法林

华法林是全球最常用的口服抗凝血剂，仅在美国每年就有大约 200 万例处方。虽然华法林疗法有许多潜在的负面效果，但需要长期抗凝血的患者通常还是宁愿选择口服疗法而不是需要每日注射的疗法。因此，华法林持续地在曾患血栓栓塞或发生血栓栓塞的风险较高的患者中被广泛地使用。

为处方适当剂量的华法林需要考虑多种因素。细胞色素 P450（CYP）

2C9 是一种涉及多种具有临床重要性的药物（如华法林、苯妥英、格列甲嗪、氯沙坦）以及内源性分子（如花生四烯酸、5－羟色胺）的氧化代谢的酶。2 种较常见的多态性导致 CYP2C9 基因的编码区域中的反义突变。CYP2C9＊2 异构体是由于第 144 位处的氨基酸精氨酸被替换成了半胱氨酸而产生的。这个突变使得该酶的催化活性降低到野生型酶的大约 12%。CYP2C9＊3 导致第 359 位处的氨基酸由异亮氨酸替换为亮氨酸，并导致催化活性降低到野生型的大约 5%。虽然多年前已知华法林的机理涉及维生素 K，但华法林的分子标靶直到 2004 年才被发现，当时两个独立的研究小组发现了一种未知的蛋白质，并建起命名为维生素 K 环氧还原酶复合物亚单元 1（VKORC1）。VKORC1 的 3 个单核苷酸多态性（尤其是 1638G＞A 等位基因）已被证实与华法林的高剂量需求以获得目标 INR 相关。华法林的可变性中的大约 55% 可由包括 VOKRC1 和 CYP2C9 基因型、年龄、体重、同时使用的药物，以及华法林抗凝血医学指标的公式来解释。

由于有多种因素影响华法林的剂量，利用药物基因组学信息来预测华法林剂量的模型通常包括其他因素，如年龄、性别、种族、同时使用的药物，以及体型的某些特征。其中一种最常用的算法可从免费网站 www.warfarindosing.org 获得，该网站是由国际华法林药物基因组学协作组和华法林剂量改良协作组共同建立的。该网站包括来自数千名患者的匿名数据。该算法中包括的非药物基因组学变量包括年龄、性别、种族（非西班牙裔、西班牙裔、未知）、人种（非洲美国人、本土美国人、亚洲/印度次大陆人、本土太平洋岛屿人、高加索人或中东人）、体重、身高、是否吸烟、是否有肝病、基线 INR、目标 INR，以及同时使用的药物（胺碘酮、他汀类、唑类、甲氧苄啶/磺胺甲恶唑）。药物基因组学变量包括 VKORC1（_1639/3673）、CYP4F2（V433M）、GGCX（微卫星），以及 CYP2C9（＊2、＊3、＊5、＊6）。该网站为每位患者指定一个编号，并要求他们提供每日华法林剂量、INR、是否发生新的血栓栓塞或缺血事件以及治疗 30 天后是否发生出血等信息。

6.3.5.2　抗血小板剂——氯吡格雷

目前，已批准的口服抗血小板药物包括噻氯匹定、氯吡格雷、普拉格雷和替卡格雷。噻氯匹定很少用，因为它会增加中性粒细胞减少和血栓性血小板减少性紫癜的风险。因此，本文的讨论将只限于其他几种药物。氯吡格雷在很久以前已被批准，而普拉格雷和替卡格雷则是最近在被 FDA 批准的。虽然这几种药物有不同的药物动力学性质和指标，但它们的机理是相同的，都是封锁血小板 P2Y12 受体，以抑制腺苷二磷酸（ADP）介导的血小板的激活和聚集。

  一些专家小组提出利用 CYP2C19 基因分型来确定氯吡格雷反应性。2010 年，美国心脏病学院和美国心脏协会基金会就将基因信息加入到氯吡格雷标签中发布联合临床警示。他们推测现有的数据不足以支持向所有处方了氯吡格雷的患者建议进行基因分型。他们特别提到了缺乏大批患者的常规基因测试的结果的数据。但是，他们进一步指出，可以考虑为心血管治疗效果差的风险中等或较高的患者进行 CYP2C19 基因分型，例如由于严重和/或复杂疾病而进行选择性高风险经皮冠状动脉介入治疗（PCI）的患者或者其他由医生决定的患者。在这些患者的治疗中，可以考虑替代疗法（如普拉格雷或替卡格雷）。此外，指南还指出，血小板功能测试也可用于中等至高风险患者，以评估氯吡格雷反应性。指南还提出，在氯吡格雷治疗中推广 CYP2C19 基因分型之前需要进行大型的、前瞻性的及可控的临床试验。然而，这些数据可能要在几年后才会出现。

  2011 年，CPIC 发布了关于氯吡格雷的药物基因组学的指南。该指南建议了两种为需要双重抗血小板治疗的患者进行基因分型的方法。一种方法是对所有进行 PCI 的患者进行基因分型，另一种方法是针对中度至高风险患者，例如有支架血栓、糖尿病、肾功能不全历史的患者，或者具有高风险的冠状动脉病变特点的患者。该指南的作者指出，临床数据足以建议进行 CYP2C19*2 基因测试，但不足以支持其他变异等位基因。虽然 CPIC 指南建议为 CYP2C19*2 纯合子患者处方普拉格雷或替卡格雷，但他们指出，只具有一个 CYP2C19*2 等位基因的患者中的证据只有中等强度。该指南指出，在评估氯吡格雷反应性时，医生应当考虑其他因素，如糖尿病、年龄、体型以及药物的相互作用（特别是质子泵抑制剂）。作者还概述了临床基因测试面临的挑战，也就是需要快速基因分型。在急性冠状动脉综合征（ACS）或紧急 PCI 的情况下，基因测试结果不大可能在抗血小板开始之前获得。

  关于氯吡格雷 CYP2C19 基因分型的信息已被整合到最近发布的对具有 ACS 或进行 PCI 的患者的管理的指南中。PCI 指南建议考虑采用基因测试来确定使用氯吡格雷后血小板抑制效果不足的风险，但只适用于临床效果差的风险较高的患者，如进行高风险 PCI 程序的患者。

6.3.5.3 他汀类药物的疗效和安全性

  由于他汀类药物对降低心血管疾病风险有重要作用，因此研究人员对他汀类药物进行了大量药物基因组学研究。大部分数据都是关于他汀类药物的疗效的。这些研究的成果主要有 2 个：通过他汀类药物疗法来降低 LDL 胆固醇，或者发生临床事件的风险。与疗效相关的研究采用候选基因方法（单基因或多基因）或 GWAS。已深入研究了几个候选基因在他汀类药物反应中的作用，包括编码以下蛋白质的基因：HMG-CoA 还原酶（HMGCR），他汀类药物疗法的标靶；载脂蛋白 E（ApoE），通过血流运输胆固醇；有机阴离子转运多肽 1B1（OATP1B1），将他汀类药物运输到肝脏。他汀类药物通常是良好耐受的，但有时会产生肌病，症状从轻微肌痛到危及生命的横纹肌溶解。在临床试验中报道的与他汀类药物相关的肌痛的发生率是 3%～5%，他汀类药物的剂量越高发生的风险越大。致命的横纹肌溶解很罕见，每 1 000 万例处方中约有 1.5 个患者会发生。

与他汀类药物相关的疾病的机理还不清楚，但似乎与他汀类药物浓度增加有关。严重的肝细胞首过摄取和肝 CYP450 酶的代谢速率影响他汀类药物的浓度。肝摄取对于他汀类药物的清除似乎是必要的。肝摄取和他汀类药物代谢的基因变异已被证明与他汀类药物浓度及肌病风险的改变有关。已报道的关于他汀类药物诱导的肌病的基因相关性的最强的证据是关于基因影响他汀类药物的肝摄取的。他汀类药物由 OATP1B1 转运到肝细胞中，OATP1B1 由 SLCO1B1 基因编码。有机阴离子转运多肽或溶质载体有机（SLCO）阴离子转运对药物摄取到组织和器官系统是至关重要的。这些转运蛋白存在于肝、肠和中枢神经系统中。所有他汀类药物，除了氟伐他汀，都是通过这种机制转运到肝细胞中的。

第一个证实 SLCO1B1 基因型与使用他汀类药物疗法而发生肌病的风险的相关性研究是对一个名为"胆固醇和同型半胱氨酸进一步减少的有效性研究（SEARCH）"的研究项目的参与者进行的全基因组分析。在以 80 mg/天辛伐他汀进行治疗期间，对 85 个确认发生肌病的患者（案例）和 90 个未发生肌病的患者（对照组）的超过 300 000 个变体进行了基因分型。在全基因组具有与他汀类药物诱导肌病的显著相关性的唯一变体是 rs4363657，一个位于染色体 12 上的 SLCO1B1 基因中的非编码 SNP。rs4363657 SNP 几乎与非同义性 rs4149056（c.521T＞C，p.V174A）SNP 具有完全 LD。单 rs4363657 C 等位基因发生肌病的概率是 4.5%（95% CI：2.6～7.7），而 CC：TT 基因型则为约 17%（95% CI：4.7～61）。作为心脏保护研究的一部分，在接受 40 mg/天辛伐他汀的复制群患者中，rs4363657 SNP 仍与斯达汀诱导的肌病相关（OR：2.6；95% CI：1.3 to 5.0）。

6.3.5.4 抗 HIV 疗法——阿巴卡韦

阿巴卡韦是 HIV-1 的核苷逆转录酶抑制剂。阿巴卡韦的使用已被证实与某些患者中的严重甚至致命超敏反应相关。阿巴卡韦超敏反应（AHR）与主要组织相容性复合物的人类白细胞抗原（HLA）B*5701 的存在强烈相关。最近的 2 项研究显示，AHR 的机制是由于阿巴卡韦与 HLA B*5701 的肽结合槽的 F 口袋的非共价结合，以及它与不同肽的结合特异性的改变，导致对抗原的阿巴卡韦特异 CD8（t）T 细胞反应。HLA B*5701 变体的流行率在不同种族和不同地区中都有所不同。在日本未发现，在东亚和非洲国家中罕见，而在西欧和印度则常见，流行率为 5%～7% 及高达 10%。AHR 在高加索人和西班牙裔人中的发生率高于在具有非洲血统的患者中的发生率。有几项研究提供了强有力的证据证实，HLA B*5701 筛查降低了 AHR 的发生率。目前，市场上已有针对 HLA B*5701 变体的基因测试可用于在处方药物前对阿巴卡韦候选患者进行筛查。通过基因分型被发现具有 AHR 高风险的患者将会以其他抗逆转录病毒药物来治疗。这个筛查建议已被包括在阿巴卡韦包装插页以及治疗指南中。

6.3.5.5 化疗药物——伊立替康

伊立替康（CPT-11）是用于治疗转移性结肠直肠癌和其他一些固体和血液瘤的拓扑异构酶 I 毒物，其主要剂量限制性毒性包括严重腹泻和可能危及生命的中性粒细胞减少。多种临床因素造成了毒性的风险，如年龄、体重、性别和肝功能。服用后，伊立替康便被羧酸酯酶转化成高度活性代谢物 SN-38。这种代谢物主要通过由尿苷二磷酸葡萄糖醛酸转移酶介导（UGT）的葡萄糖醛酸结合物清除。负责形成 SN-38-G 的主要的酶是 UGT1A1，但最近的研究显示 UGT1A7 和 UGT1A9 也有作用。与 SN-38 的接触增加与严重的（3～4 级）毒性的可能性增加有关，因而 UGT 活性的降低有可能导致对伊立替康疗法的不良反应。这一现象已被 UGT1A1 的变异等位基因证明：到目前为止研究得最深入的例子是 UGT1A1*28，它是一个启动子多态性，其中的一个可变数目串联重复（VNTR）域含有 7 个 TA 重复而不是典型的 6 个，从而降低 UGT1A1 的表达。当施用伊立替康时，该等位基因的纯合体（*28/*28，也被称为 7/7）发生毒性的风险较高，因此建议减少 *28/*28 患者的伊立替康剂量。

6.4 药物基因组学对药物发展的影响

FDA 已要求对几十种药品（如阿巴卡韦、卡马西平、西妥昔单抗、伊马替尼、伊立替康、巯嘌呤、曲妥单抗）的标签进行修改，以包括药物基因组学信息。就氯吡格雷而言，新的发现表明，与非携带者相比，以氯吡格雷治疗的 CYP2C19 *2 携带者发生重大不良心血管事件，特别是支架血栓的风险较高。这一信息于 2010 年被加入到了处方信息中。对华法林也采取了类似的基于药物基因组学关系的行动。就癌症药物帕尼单抗而言，新的研究结果表明，患者可以在开始治疗之前对 KRAS 基因突变进行测试，以确定他们是否可从该药物获益，这促使美国食品药品管理局在 2009 年发出了新的标签警告。随着批准药物和新试剂的基因－药物相关性证据继续涌现，药物标签的改变很可能还将继续进行。考虑到药物基因组学数据在评价药物安全性和有效性中的作用，FDA 在 2003 年启动了一个"自愿数据交换计划"（即安全港协议）。通过该计划，公司在提交新药申请时可以自愿提交基因组数据；许多制药公司现在也是这么做的。值得注意的是，FDA 最近批准了 2 种基因组靶向癌症疗法：维罗非尼和克唑替尼。在这 2 件申请中，FDA 都同时批准了用于识别可用该试剂治疗的患者的诊断测试。维罗非尼是一种 BRAF 抑制剂，它被批准用于治疗 BRAFV600E 突变阳性转移性黑色素瘤。克唑替尼是一种间变性淋巴瘤激酶（ALK）抑制剂，它被批准用于 ALK 阳性的非小细胞肺癌。在这 2 种药物及其相关诊断测试被批准之前，已经知道感兴趣的基因组标记与疾病的病理学相关。这 2 种药物均适用于治疗选择受限的患者亚群，因此 FDA 与赞助商合作以加速审批，以迅速将这些疗法推向市场。这 2 种药物和诊断测试结合产品都是在来自 2 个单臂研究的数据的基础上获得批准的。在这 2 个申请中，赞助商未被要求提交生物标记阴性患者的数据，这标志着 FDA 放弃了它的历史偏好：至少有一个良好控制的随机研究来将审批中的抗癌剂与标准治疗方法进行比较。这 2 个申请的获批证明了审批程序可以帮助加快靶向疗法从科学转化为实践。新试剂配有伴随诊断测试的频率越来越高，这将促进药物基因组学在越来越多的治疗领域中的应用。（图 6-2）

药物基因组学研究正稳步朝着理解基因如何影响药物反应和疾病的结果的方向前进。为了将临床药物基因组学测试列入医疗标准做准备，医疗、制药和护理专业必须显著扩大对医疗领域的新临床医生的药物基因组学教育及其范围。对药物基因组学来说，对药物反应表现型（如药物毒性、药物反应）的严格和系统的测量通常比基因组变异的检测更困难。因此，临床试验应该常规地包括获取基因组 DNA（及必要时获取肿瘤细胞 DNA），以及收集标准化前瞻性表现型测量的同意书，以用于药物基因组学研究。

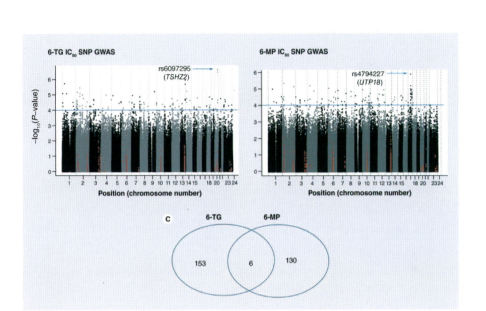

图6-2 基于全基因组关联分析的巯基嘌呤的药物基因组学研究

资料来源：Matimba A，Li F，Livshits A，et al. Thiopurine pharmacogenomics：association of SNPs with clinical response and functional validation of candidate genes[J]. Pharmacogenomics，2014，15（4）：433-447.

由于一个特定基因型可能对确定一种人群或疾病的药物效应有重要作用，但对另一种人群或疾病却不起作用，因此，必须对每种治疗性指标并且在不同的种族和人种中确定基因-药物关系的有效性。最理想的是，临床试验设计要充分考虑到人群、种族的基因差异，随着关于候选基因知识的增加以及新的技术平台的出现，从而可以进行后续的基因组研究。这些方法应该促进未来的药物基因组学发现并将其转化为实践。现在是时候制定将药物基因组学研究结果转化为临床实践的流程，以使临床医生可以利用现有和未来的数据进行个性化治疗，并前瞻性地识别由于过度的毒性或低下的功效而使治疗失败的风险较高的患者。成功地将药物基因组学进行临床实施的关键因素包括，对药物基因组学测试结果一致的解释、根据测试结果的处方的临床指南及以知识为基础的决策支持系统。药物基因组学的发现有望用于优化治疗，开发更有效的疗法，并最终改善患者的预后。

参考文献

[1] Johnson J A. Pharmacogenetics：potential for individualized drug therapy

through genetics[J]. Trends Genet, 2003, 19 (11): 660 – 666.

[2] Sheffield L J, Phillimore H E. Clinical use of pharmacogenomic tests in 2009[J]. Clin Biochem Rev, 2009, 30 (2): 55 – 65.

[3] Susan Desmond-Hellmann, Charles L Sawyers, et al. Toward precision medicine: building a knowledge network for biomedical research and a new taxonomy of disease[J]. The National Academies Press, 2011 (92): 10 – 16.

[4] Squassina A, Manchia M, Manolopoulos V G, et al. Realities and expectations of pharmacogenomics and personalized medicine: impact of translating genetic knowledge into clinical practice[J]. Pharmacogenomics, 2010, 11 (8): 1149 – 1167.

[5] Kalow W, Tang B K, Endrenyi L. Hypothesis: comparisons of inter-and intra-individual variations can substitute for twin studies in drug research [J]. Pharmacogenetics, 1998 (8): 283 – 289.

[6] Cheok M H, Pottier N, Kager L, et al. Pharmacogenetics in acute lymphoblastic leukemia[J]. Semin Hematol, 2009 (46): 39 – 51.

[7] Crews K R1, Hicks J K, Pui C H, et al. Pharmacogenomics and individualized medicine: translating science into practice[J]. Clin Pharmacol Ther, 2012, 92 (4): 467 – 475.

[8] Ramsey L B, et al. Rare versus common variants in pharmacogenetics: SLCO1B1 variation and methotrexate disposition [J]. Genome Res, 2012 (22): 1 – 8.

[9] Gabriel S B, et al. The structure of haplotype blocks in the human genome [J]. Science, 2002 (296): 2225 – 2229.

[10] Roses A D. Pharmacogenetics and the practice of medicine[J]. Nature, 2000 (405): 857 – 865.

[11] Cheng Q, et al. Karyotypic abnormalities create discordance of germline genotype and cancer cell phenotypes[J]. Nat Genet, 2005 (37): 878 – 882.

[12] Yui-Wing Francis L A M, Larisa H. Cavallari. Pharmacogenomics: Challenges and Opportunities in Therapeutic Implementation [J]. Academic Press (Elsevier), 2013 (405): 185e92.

[13] Beutler E, Gelbart T, Demina A. Racial variability in the UDP-glucurono-

syltransferase 1 (UGT1A1) promoter: a balanced polymorphism for regulation of bilirubin metabolism? [J]. Proc Natl Acad Sci U S A, 1998 (95): 8170e4.

[14] Jinno H, Tanaka-Kagawa T, Hanioka N, et al. Glucuronidation of 7-ethyl-10-hydroxycamptothecin (SN-38), an active metabolite of irinotecan (CPT-11), by human UGT1A1 variants, G71R, P229Q, and Y486D [J]. Drug Metab Dispos, 2003 (31): 108e13.

[15] Relling M V, Hancock M L, Rivera G K, et al. Mercaptopurine therapy intolerance and heterozygosity at the thiopurine S-methyltransferase gene locus[J]. J Natl Cancer Inst, 1999 (91): 2001e8.

[16] Lu Z, Zhang R, Diasio R B. Dihydropyrimidine dehydrogenase activity in human peripheral blood mononuclear cells and liver: population characteristics, newly identified deficient patients, and clinical implication in 5-fluorouracil chemotherapy[J]. Cancer Res, 1993 (53): 5433e8.

[17] Morel A, Boisdron-Celle M, Fey L, et al. Clinical relevance of different dihydropyrimidine dehydrogenase gene single nucleotide polymorphisms on 5-fluorouracil tolerance[J]. Mol Cancer Ther, 2006 (5): 2895e904.

[18] Evans D A, Manley K A, Mc K V. Genetic control of isoniazid metabolism in man[J]. Br Med J, 1960 (2): 485e91.

[19] Hein D W. Molecular genetics and function of NAT1 and NAT2: role in aromatic amine metabolism and carcinogenesis [J]. Mutat Res, 2002 (506-507): 65e77.

[20] Giacomini K M, Huang S M, Tweedie D J, et al. Membrane transporters in drug development[J]. Nat Rev Drug Discov, 2010 (9): 215e36.

[21] Relling M V, Pui C H, Cheng C, et al. Thiopurine methyltransferase in acute lymphoblastic leukemia[J]. Blood, 2006 (107): 843-844.

[22] Schwab M, et al. Azathioprine therapy and adverse drug reactions in patients with inflammatory bowel disease: impact of thiopurine S-methyltransferase polymorphism[J]. Pharmacogenetics, 2002 (12): 429-436.

[23] Lennard L, Lilleyman J S, Van Loon J, et al. Genetic variation in response to 6-mercaptopurine for childhood acute lymphoblastic leukaemia [J]. Lancet, 1990 (336): 225-229.

[24] Kirchheiner J, et al. Pharmacokinetics of codeine and its metabolite mor-

phine in ultra-rapid metabolizers due to CYP2D6 duplication[J]. Pharmacogenomics J, 2007 (7): 257-265.

[25] Rieder M J, et al. Effect of VKORC1 haplotypes on transcriptional regulation and warfarin dose[J]. N Engl J Med, 2005 (352): 2285-2293.

[26] Ni W, et al. Flavopiridol pharmacogenetics: clinical and functional evidence for the role of SLCO1B1/OATP1B1 in flavopiridol disposition[J]. PLoS One, 2010 (5): e13792.

[27] Manolio T A, Guttmacher Alan E, Manolio Teri A. Genomewide association studies and assessment of the risk of disease[J]. N Engl J Med, 2010, 363 (2): 166-176.

[28] Pearson T A, Manolio T A. How to interpret a genome-wide association study[J]. JAMA, 2008, 299 (11): 1335-1344.

[29] Klein R J, Zeiss C, Chew E Y, et al. Complement factor H polymorphism in age-related macular degeneration[J]. Science, 2005, 308 (5720): 385-389.

[30] Johnson A D, O'Donnell C J. An Open Access Database of Genome-wide Association Results[J]. BMC Med Genet, 2009 (10): 6.

[31] Daly A K. Genome-wide association studies in pharmacogenomics[J]. Nat Rev Genet, 2010 (11): 241-246.

[32] Wang L, McLeod H L, Weinshilboum R M. Genomics and drug response [J]. N Engl J Med, 2011 (364): 1144-1153.

[33] Shuldiner A R, et al. Association of cytochrome P450 2C19 genotype with the antiplatelet effect and clinical efficacy of clopidogrel therapy[J]. JAMA, 2009 (302): 849-857.

[34] Sarasquete M E, et al. Bisphosphonate-related osteonecrosis of the jaw is associated with polymorphisms of the cytochrome P450 CYP2C8 in multiple myeloma: a genome-wide single nucleotide polymorphism analysis [J]. Blood, 2008 (112): 2709-2712.

[35] Relling M V, Klein T E. CPIC: clinical pharmacogenetics implementation consortium of the pharmacogenomics research network. Clin Pharmacol Ther, 2011 (89): 464-467.

[36] Epstein R S, et al. Warfarin genotyping reduces hospitalization rates results from the MM-WES (Medco-Mayo Warfarin Effectiveness study) [J]. J Am

Coll Cardiol, 2010 (55): 2804 – 2812.

[37] Federico Innocenti, Ron H N van Schaik. Pharmacogenomics: methods and protocols[J]. Human Press, 2013 (89): 63 – 65.

[38] Loralie J Langman, Amitava Dasgupta. Pharmacogenomics in clinical therapeutics [M]. John Wiley & Sons, Ltd, 2012 (21) 212 – 216.

[39] Scott S A, Sangkuhl K, Gardner E E, et al. Clinical pharmacogenetics implementation consortium guidelines for cytochrome P450-2C19 (CYP2C19) genotype and clopidogrel therapy [J]. Clin Pharmacol Ther, 2011 (90): 328e32.

[40] Ghatak A, Faheem O, Thompson P D. The genetics of statin-inducedmyopathy[J]. Atherosclerosis, 2010 (210): 337e43.

[41] Link E, Parish S, Armitage J, et al. SLCO1B1 variants and statin-induced myopathyda genomewide study[J]. N Eng J Med, 2008 (359): 789e99.

[42] Hetherington S, Hughes A R, Mosteller M, et al. Genetic variations in HLA-B region and hypersensitivity reactions to abacavir[J]. Lancet, 2002 (359): 1121e2.

第7章 精准医学伦理

精准医学是一个相对较新的概念,它一方面为改善医疗带来新的契机,另一方面也为伦理问题带来全新挑战。因此,全面理解精准医学中出现的伦理问题并有效处理和解决对推动精准医学进行全面临床应用将具有关键意义。

7.1 精准医学的伦理概述

医学伦理学主要是运用伦理学原理研究和指导医疗卫生领域的道德现象、道德关系、道德问题和道德建设的学说和理论,主要研究医德关系以及医德现象,医德关系包括医患关系、医际关系和医社关系。而医德现象则主要包括医德意识现象、医德规范现象和医德活动现象。

医患关系医学伦理学中最为核心的问题,主要涉及医务人员和患者及患者家属之间的关系,是基于双方建立的一种契约和信托关系。在这层关系中患者的权利包括基本医疗权、疾病认知权、知情同意权、保护隐私权等,同时患者还必须承担如实提供病情和相关信息、在医务人员指导下积极配合诊治、遵守相关法律法规等义务。(图7-1)

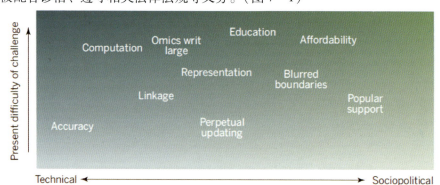

图7-1 精准医学技术接受度与社会接受度所面临的挑战

资料来源:Kohane I S. Ten things we have to do to achieve precision medicine[J]. Science,2015,349(6243):37-38.

7.2 精准医学中的隐私权问题

精准医学的关键之一是大数据，既包括基因组在内的分子数据，又包含生活起居、居住环境等多方面的社会数据，可以说形成了一个较为完善的个人信息数据库，在疾病预防、诊治、预后和保健等方面作为主要参考，是维护个人健康的一个重要保证，但同时也面临着信息泄露的巨大风险。特别是随着信息化时代各种技术的开发，网络高手和黑客等的存在，以及部分医院患者信息保存的不甚完善等，都为信息泄露带来了巨大隐患。健康信息的泄露将为患者带来巨大不便。就以目前的乙肝歧视为例，尽管国家相关法律严格禁止，但部分用人单位仍从公司利益出发而对乙肝患者进行排斥。如果患者个人健康信息一旦被泄露，将会对工作应聘带来巨大不便，也将为在保险公司投保带来一定麻烦。例如，数据中显示出具有患糖尿病或精神类疾病的一定风险，将对投保金额进行适当加大。

精准医学还带来一个"基因隐私"的风险问题。如何评判基因的所谓"优劣"是科学界一个重大难题，因为目前的基因功能更多考虑其单一性，人为地赋予"好""坏"标签，如"癌基因""抑癌基因"和"糖尿病发生相关基因"等。但实际上这些基因只是在发挥它的分子功能，在一定条件下发挥促癌作用，而在另一种条件下可能发挥的是抑癌功能，这是基因与所处环境互相作用的结果。以经典镰刀形贫血患者为例，突变的β-珠蛋白虽然造成了红细胞携氧功能下降，但是却具有抗疟疾的作用。因此，不能单纯根据基因的某个作用而武断地下结论，最终实现人为的"基因纯化"目的，即保留所谓的"好"基因，淘汰所谓的"坏"基因。因此，正确解读相关基因信息具有重要意义

总之，精准医学也是信息时代发展的一个必然产物。基于基因组和大数据获取的对个体许多"隐秘"信息的评价等都是法律盲区。因此，国家必须从立法角度全面审视和考虑这些信息时代出现的一系列棘手问题。

7.3 精准医学中的知情权问题

生命科学领域的巨大进步为医学治疗带来革新的同时，也带来了另一个重要问题，就是越来越专业化。许多新知识对于普通民众而言完全无法理解，就算是高级知识分子，也是隔行如隔山，只能一知半解，因此如何

将新信息有效地拓展具有十分重要的意义。

以精准医学的基因组信息为例，大量的测序数据结果较难被患者理解。即使能让患者了解，这些结果所带来的效应也是较难处理的问题。基因组测序已经是一个常规性任务，不存在任何问题，但基因组数据分析和解读目前尚缺乏成熟的方法和技术。一些基因突变可能只能说是一种关联性作用，而非因果效应。如某基因的位点突变可增加某种疾病的风险，但是这种风险效应无法针对个体进行全面的评估。而且它和其他指标的关系也不甚清楚。如基因 A 高表达与癌症发生相关，通过关联性分析可确定其与疾病进展、预后等状况的关系。这种状况比糖尿病中的血糖测定、高血压的血压测量等更难以理解和进行针对性治疗。

由于精准医学将实现数字化和信息化，这将从传统的形象化向数字化过渡，导致患者更加无法获悉有效信息而做出有效判断。传统医生诊断疾病往往根据临床症状，在一系列可视症状和辅助诊断基础上做出判断，而疾病也往往基于临床表现，如糖尿病等。按照精准医学的定义对疾病分类，就只是将 1 型糖尿病和 2 型糖尿病分别称为胰腺 β 细胞死亡/缺陷疾病和胰岛素受体不敏感疾病，更有甚者，仅仅提供一般人无法不懂的基因数据。

即使医生进行了全面深入的介绍，大部分患者还是无法做到清晰的理解，而由于信息不对称，医生不自觉地夸大疗效、规避风险也使患者无法有效地做出决定。怎么适应全新的诊治模式对患者而言也是一个需要缓慢接受的过程。

解决这个问题的关键之一是加大科普宣传，及时有效地增加整个社会对精准医学的理解和认识，患者和家属的支持是精准医学可以全面推广和应用的重要保证。

7.4　精准医学中的基本医疗权问题

精准医学在改善治疗质量的同时，也带来另一重大问题，就是医疗成本急剧增加，从而增加了患者和全社会的负担。以癌症精准医学计划为例，它的目标是使癌症成为一种可控的慢性疾病，而非致死性疾病。美国每年有 60 万人死于癌症，130 万被诊断出癌症。假如要使原来的死亡患者每人生存期延长 1 年，每人需要花费 10 万美元精准癌症药物，这将造成美国医疗需要 600 亿美元的医疗花费；而如果要延长 5 年生存期，则花费将进一步提升到 3 000 亿美元。在医疗投入总数相对固定的情况下，癌症治疗药物的增加无疑会挤占其他疾病的花费而影响到整个医疗领域的平衡。并且如果这部分费用由个人承担将是一个更大的负担。随着经济全面发展，人民生活水平在快速提高的同时，贫富差距也在进一步拉大，因此精准医学的成果在向低收入人群应用方面面临重大难题。许多患者面对高额医药费望而却步，不得不选择放弃。

如何避免过度检查导致原本就已高昂的医疗费用继续增加也是问题之一。如何更好地进行针对性的精准治疗，而非全数据形式，是迫切需要解决的问题尽量减少为了避免诊断失误而进行的"地毯式"检查，看似最为保险，但实际增加了更多隐性患者或无关信息的医疗花费。精准治疗也面临同样问题。从海量的数据中获取有用信息目前尚是一个巨大挑战，因果关系较少，关联性证据较多，对于具体采取何种措施尚存在不同见解，如何实现精准医学的标准化就成为一个重要挑战。如何能让患者获悉哪些诊断和治疗是最必需的，哪些是起辅助性的，哪些是可有可无的，哪些是预防作用的，甚至部分完全是没有必要的。避免以精准医学的口号，随意进行诊断和治疗，在增加患者费用的同时，还可能增加患者不必要的痛苦。

总之，精准医学在带来巨大利益的同时，也必要充分考虑大部分人的基本医疗问题。

7.5 精准医学的其他伦理问题

精准医学在实际临床时应和常规医学一样，进行安全性、有效性等方面的全面评估，以保证患者的基本权益。新技术的出现有时还会带来其他风险，如基因灾难，可能开发出针对某个特定人群有效的变异病毒和全新病毒，这将可能出现生物恐怖袭击。这进一步强调了必须加强对精准医学时代信息的保密。

精准医学的出现还将对传统诊疗模式产生一个全新挑战，也必将对伦理学产生一个较大冲击。传统诊治建立在器官结构功能模式上，而精准医学建立在数字模式上，此时人是不是还是人，抑或是完全转化为一个"机器"、仅仅是数据构成的一个集合体，这还需要社会从心理层面有一个逐渐的适应过程。

总之，精准医学中存在一些伦理方面的问题需要解决，还可能在实施过程中出现一些新问题，这都需要根据实际情况来具体对待，以最大程度体现精准医学的优势，尽量避免出现不良后果。

参考文献

[1] 王明旭. 医学伦理学 [M]. 北京：人民卫生出版社，2010.

[2] Fleck L M. Just caring: assessing the ethical and economic costs of personalized medicine[J]. Urol Onco, 2014, 32 (2): 202-206.

[3] Fleck L M. Personalized medicine: an introduction to the ethical challenges [J]. Urol Oncol, 2014, 32 (2): 186.

[4] Kohane I S. Ten things we have to do to achieve precision medicine[J]. Science, 2015, 349 (6243): 37-38.

后　记

精准医学的未来畅想

很早的时候，就有"算命"一说，"阴阳八卦"是我们的祖先对自然最初的探秘，以期在一些可以发现的表象中探寻深处潜在的变化。古代学者认为"有诸内，必形诸外"，于是衍生出了"面相""手相"等。中医讲究望、闻、问、切，将诊断更加细化区分，然而这些手段虽然可以从总体上把握不同对象之间错综复杂的联系和区别，却对许多细节的把控失之笼统。随着医学的不断进步，检测手段越来越多，人们对于自身的认识和了解更加细化，对疾病的诊断也更加具体明确。我们发现，对于同一种疾病，每个人的表现形式与程度都有很大的不同，对药物的敏感性和耐受性有着明显的个体化差异，而这种个体化差异则与我们自身的遗传物质有着密切关联。精准医学则是根据每个人自身的基因情况，细化疾病的分类，为患者制订专属于其本人的治疗方案及预防措施。几十年后，精准医学必将得到大力发展，看病流程、健康体检等都将会比现在有天翻地覆的改变。

建立个人基因组档案，从出生开始做好预防

目前，患者到医院就诊都会建立自己的医疗档案，记录自己以往的检查结果及治疗方案，为医生在下一次的就诊做参考。如今，基因测序越来越开放，在未来，每一个出生的孩子都会拿到如同身份证一样专属于自己的基因芯片，记录自己的全部基因组信息。通过对基因序列的分析，对其未来可能患病情况作出精确的评估，并作出早期预防措施。

虽然不是所有的肿瘤易感基因都有最终发生肿瘤的可能性，但随着精准医学的发展，我们也将对肿瘤易感基因建立系统的评估模式，并建立多基因联合检测模型，在疾病早期更加精准地判定其危险性，并指导患者作

进一步预防性的治疗。而预防性治疗的方式也将会更加丰富，不仅仅限于手术切除。

动态监测基因序列，建立体检新方式

如今，体检项目眼花缭乱、数目众多，一整套体检做下来往往弄得人筋疲力尽。精准医学将改变传统的体检模式，先进行患者基因组的测序，在利用计算机分析比对以往的数据，发现潜在的健康威胁，有的放矢地选择后续具体体检项目，动态监测基因含量的变化，在一般诊疗仪器（如影像学）发现病灶前做出预警。好比虽然树木表面依然枝繁叶茂，但其根须未必健康，如果能将每一条根须的情况与之前进行对比，我们便能及早发现病变的那一根，并且为了防止病变扩散而有针对性地进行修剪，这将比等到发现枝叶变黄再辅以大量农药、化肥好得多。

精准医学是医学发展一直追求的方向，每个人的基因组信息都值得我们深入的分析与思考。人类从来不缺乏对未知事物的渴望，在未来的几十年，甚至几百年后，医生或许可以通过基因测序仪对患者进行科学化的"算命"。随着科技的不断进步，"算命"也会真的变得更加简单可行、科学可信，这种精准的"算命"方式将为患者带来更准确的预测以及更加个性化的治疗，从而进一步延长人类的寿命，提高生命质量。虽然目前精准医学尚属起步阶段，但只要有一点火苗，我们必将努力让其燎原。